不孕症
防治与调养全书

赵 荣 邢利威 张 琼 主编

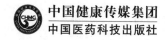

中国健康传媒集团

中国医药科技出版社

内 容 提 要

本书分为认识不孕症、诊断不孕症、治疗不孕症及不孕症的养生调护四个部分，除讲解不孕症相关知识及中西医诊疗方案外，还介绍了不孕症的饮食、日常生活调护方法及常用保健穴位。通过阅读本书，读者可以对不孕症有全面科学的认识，提高自我调养的能力。

本书内容丰富，深入浅出，实用性强。可供不孕症患者、家属及中医、中西医结合医疗、护理工作者参阅。

图书在版编目（CIP）数据

不孕症防治与调养全书 / 赵荣，邢利威，张琼主编 . —北京：中国医药科技出版社，2024.3

ISBN 978-7-5214-4519-0

Ⅰ.①不⋯ Ⅱ.①赵⋯ ②邢⋯ ③张⋯ Ⅲ.①不孕症 – 防治 ②不孕症 – 食物疗法 Ⅳ.① R711.6 ② R247.1

中国国家版本馆 CIP 数据核字（2024）第 053767 号

美术编辑　陈君杞
版式设计　南博文化

出版　**中国健康传媒集团** | 中国医药科技出版社
地址　北京市海淀区文慧园北路甲 22 号
邮编　100082
电话　发行：010-62227427　邮购：010-62236938
网址　www.cmstp.com
规格　710×1000mm $^1/_{16}$
印张　9 $^1/_4$
字数　141 千字
版次　2024 年 3 月第 1 版
印次　2024 年 3 月第 1 次印刷
印刷　北京侨友印刷有限公司
经销　全国各地新华书店
书号　ISBN 978-7-5214-4519-0
定价　**45.00 元**

获取新书信息、投稿、为图书纠错，请扫码联系我们。

编　委　会

前言

中医药在中华民族5000年的繁衍昌盛中发挥了巨大的作用。中华传统文化"和"的核心是家庭和睦，而家庭和睦的集中表现形式就是子孙绕膝的天伦之乐，它是老百姓心中最幸福与美满的愿景。然而国家统计局发布的最新数据显示，1997年全国的新生儿有2000万，而2023年全国出生人口仅为902万，总和生育率远低于能够实现世代接替的2.1，北京、上海和东北地区总和生育率甚至已经跌至0.7~0.75。在年轻一代生育欲望下降的同时，雪上加霜的是不孕症已经成为与肿瘤、心血管并列的三大疑难病症。随着国家生育政策的不断放宽，如何让想生却不能生的家庭顺利实现"有孕"梦，是我们临床医务工作者义不容辞的责任和义务。

本书编写团队开展中医防治不孕症已经有20余年，虽然目前试管婴儿技术已经日臻完善，但我们发现中医药在不孕症的防治中依旧发挥着重要作用。越来越多的女性把接受中医调理（中药、针灸）与治疗作为孕前的必备过程，而我们在临床也发现，如果患者在接受针灸调理3~6个月的过程中没有怀孕，则有较大可能性患有影响生殖的疾病。

女性孕育胎儿，形成了独有的经、带、胎、产、乳等生理特点，也就产生了月经病、带下病、胎前病、产后病、杂病等疾病。早在夏、商、周时代，就有了关于女性难产、种子和胎教的理论。最早在殷墟出土的甲骨文中就记载了"疾育"（女性生育疾病），闻名天下的扁鹊也是擅长妇科的"带下医"，反映了中医学对女性生育研究的历史悠久，认识全面，临床经验丰富，值得推广。

本书包括认识不孕症、诊断不孕症、治疗不孕症以及不孕症的养生调护四个方面的内容。"认识不孕症"主要由徐金龙和庄海娜撰写，对不孕症的基本概况进行了介绍；"诊断不孕症"主要由邢利威撰写，向读者科普了不孕症的病因、病史及相关检查和诊断流程；"治疗不孕症"主要由陈阳、堵靖舒、尹国臣、普文静、张君宝、余顺撰写，针对不孕症的常见病种，介绍其临床表现、流行病学数据、中医病名、病因病机、辨证论治等内容；"不孕症的养生调护"主要由杨博辉、李丹杨、张贵梅撰写，介绍了不孕症患者日常养护注意事项，从饮食、生活方式、常用穴位等方面给患者指导建议。其余作者对本书思路构建、内容规范、文字校对等作出贡献。

编　者

2024年1月

CONTENTS | 目 录

第一部分 ▶ 认识不孕症

不孕症的定义 / 002

不孕症的发病率 / 003

不孕症的常见症状 / 004

不孕症的易患人群 / 005

不孕症的危害 / 005

不孕症与情绪的关系 / 006

不孕症十大误区 / 008

第二部分 ▶ 诊断不孕症

不孕症的病因 / 012

不孕症的病史 / 013

不孕症的相关检查 / 014

不孕症辅助检查的临床意义 / 015

不孕症的诊断流程图 / 016

第三部分 ▶ 治疗不孕症

输卵管性不孕 / 018

排卵障碍类不孕症 / 024

　多囊卵巢综合征 / 024

　卵巢储备功能下降 / 031

　早发性卵巢功能不全 / 038

　高泌乳素血症 / 044

　黄体功能不全 / 048

感染类不孕症 / 053

盆腔炎性疾病后遗症 / 053

阴道炎、宫颈炎 / 060

器质性不孕症 / 068

　子宫肌瘤 / 068

　宫腔粘连 / 080

　慢性子宫内膜炎 / 092

　子宫内膜息肉 / 096

　子宫内膜癌 / 100

免疫性不孕 / 104　　　　　　辅助生殖技术周期 / 108

第四部分 ▶ 不孕症的养生调护

饮食调护 / 116

　　注意事项 / 126

日常生活调护 / 127

　　保持情绪稳定 / 127

　　戒烟 / 128

　　戒酒 / 129

　　适当运动 / 129

规律作息 / 131

家人支持 / 132

定期体检 / 132

拥有健康的两性关系 / 132

不孕症常用保健穴位 / 133

参考文献 / 139

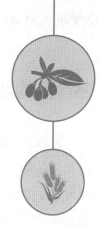

第一部分

认识不孕症

不孕症的定义

世界卫生组织（World Health Organization，WHO）将不孕症（infertility）定义为有规律性生活、未采取任何避孕措施至少 1 年仍未受孕。不孕症可以分为原发性不孕和继发性不孕两种类型。原发性不孕是指从未怀孕过的情况，继发性不孕是指曾经怀孕过但现在无法再次怀孕的情况。

急出来的不孕症

随着晚婚晚育的普遍化、三孩政策的实施，身边似乎出现了一个奇怪的现象：周围怀不上孩子的人越来越多。这些人的"不孕"其实是要打引号的，可能他们并非真正的不孕不育，而是家里逼得太紧、太着急了。老一辈们家里都是好几个孩子，而当代年轻人大多都是独生子女，所以有些父母甚至比孩子还着急。门诊经常会见到刚结婚几个月肚子没有动静，就被家里催着来看"病"的人，结果查来查去也没查出什么问题。要知道，不孕症是指1年未采取任何避孕措施，性生活正常而没有成功怀孕。

生活习惯改变导致的不孕症

不健康的生活方式、饮食习惯、环境因素，都增加了不孕的可能。调查显示，现在的男性精子质量比几十年前大幅度下降。久坐、抽烟、喝酒、熬夜、压力、亚健康状态等，都可能引起不孕不育。此外，"富贵病"也越来越年轻化，管不住嘴、迈不开腿，上班就是"奶茶加咖啡，一杯又一杯"，长此以往，腹部脂肪堆积，体重飙升，然后"多囊"来了，胰岛素抵抗来了，各种内分泌问题逐步出现。

随着社会现代化的进一步发展，人们的生活节奏越来越快。很多人晚上有应酬，或加班到深夜，回家只想睡觉；在家坐着或躺着玩游戏，一玩就是一整晚；在酒吧、夜店玩耍，不到天亮不回家……这些不良生活习惯，对于希望怀孕的夫妻来说，不但伤身体，而且连性生活的次数也无法保障，又何谈怀孕呢？

拖延出的不孕症

有的人择偶不愿将就，想要等一个合适的人；有的人想再自由几年，不愿意被家庭束缚；有的人选择先忙事业，等物质条件好了再考虑生子；有的人恐婚恐育……虽然有千千万万的理由，可身体是"诚实"的。一般来说，女性的最佳生育年龄在23~30岁之间，男性的最佳生育年龄在27~35岁之间。女性从30岁开始，生育力下滑是不争的事实；超过35岁，就属于生育意义上的高龄。精子和卵子质量下降，不仅会使女性怀孕困难，还容易出现胎停、流产、胎儿畸形等问题。

不孕症的发病率

不孕症是涉及全球各个国家和地区育龄夫妇的问题，它是反映家庭幸福与否、生活质量高低的一个重要标志，同时也是衡量国家和地区生殖健康水平、医疗服务水平、经济水平、文化水平、生活水平等多个层面实际情况的重要指标。相关研究调查发现，不孕症在已婚夫妇中的发病率为7%~15%。近年来，随着生活节奏加快、工作压力增加、环境污染恶化、饮食结构改变以及人们生育观念转变等，由此引起的生育能力下降问题也显现出来，不孕症的发病呈现上升趋势。

85%~90%的健康年轻夫妇在婚后1年内妊娠，不孕症发生率为10%~15%。不孕由男女双方因素或单方因素所致。不孕夫妇中，女方因素占40%~55%；男方因素占25%~40%；男女双方共同因素占20%~30%；不明原因占10%。在女性不孕因素中，输卵管因素和排卵障碍是主要因素，各占40%左右；其他因素包括子宫因素、宫颈因素、免疫因素等约占10%；不明原因约占10%。

排卵障碍性不孕占不孕症的25%~30%，是原发性不孕的主要病因，此病一般指多种因素作用于下丘脑–垂体–卵巢轴，造成其功能失调，导致性腺功能下降以及卵泡发育的异常或者影响黄体功能而造成的不孕。我国有10%~15%已婚夫妇存在不孕不育，其中10%~30%与免疫相关，又称免疫性不孕。多囊卵巢综合征导致的不孕在育龄妇女中占5%~10%。子宫内膜异常性不孕主要原因是子宫内膜的间质或腺体异常定植，该病的发病率一般为10%~15%，但是在不孕症的患者中该病的发病率高达40%~50%。

不孕症的常见症状

不同的病因导致的不孕症，常伴有相应病因的临床症状，详见表1–1。

表1–1　女性不孕症的常见症状

引起不孕的 不同病因	常见症状
多囊卵巢综合征	月经失调，主要表现是月经推迟、月经稀少或过少，甚至闭经，偶见月经淋漓不尽； 可不同程度出现多毛，以性毛为主，唇口细须明显，腿毛茂密； 出现油脂性皮肤，伴痤疮，以颜面额部、背部较明显； 伴随腹型肥胖，体重增加，难以控制体重，体重指数（BMI）≥25； 可在阴唇、颈背部、腋下、乳房下和腹股沟等处皮肤出现灰褐色色素沉着，呈对称性
卵巢功能减退	月经量减少，月经周期延长，甚或闭经，可伴有腰骶部酸痛，经期或经前乳房胀痛，头晕乏力，烘热汗出、失眠； 可出现多梦健忘、焦虑抑郁、心慌胸闷、皮肤感觉异常、水肿便溏、腰膝酸软、潮热盗汗、烦躁易怒、性欲下降等围绝经期症状
高泌乳素血症	月经稀发、闭经或者功能失调性子宫出血； 非哺乳期溢乳； 头痛，性功能减退； 也可出现多毛、脂溢及痤疮
子宫腺肌病	继发性痛经，并呈渐进性加重，还可伴有恶心、呕吐、腹泻、肛门坠胀、腰痛、性交痛和慢性盆腔痛； 月经量过多，经期延长或不规则出血； 子宫均匀性增大，质地硬，有压痛
盆腔炎性疾病	下腹部坠胀、疼痛及腰骶部酸痛； 常可发生异位妊娠； 输卵管增粗、宫腔粘连、卵巢囊肿等
阴道炎	带下增多，伴有带下的色、质、气味异常； 或有阴部瘙痒、灼热、疼痛，或兼尿频、尿痛等局部症状

不孕症的易患人群

白领工作者

白领工作者生活节奏快，工作压力大，同行之间的竞争也日趋激烈，以致一些白领女性更容易患上不孕症。白领工作者们的结婚年龄通常较晚，而这也是造成不孕不育的重要因素之一。因为，女性在步入30岁后，生育能力在不断地下降，使得怀孕变得更加艰难。

身材过于瘦弱或过于肥胖的女性

女性正常的体重应在标准体重的上下浮动10%的范围内，过于瘦弱或过于肥胖的女性恰是女性不孕的高危人群。很多女性为了追求骨感身材而坚持节食减肥，殊不知这种行为增加了不孕的风险。而婚后长时间不孕的肥胖女性，应及时排查多囊卵巢综合征以及肥胖引发的生殖无能综合征。

不注意经期保护的女性

女性月经来潮期间应该注意适当休息，不可剧烈活动，不宜进食生冷食物。如果没有做好经期健康保护，发生生殖系统感染的概率会大大增加，可能导致输卵管阻塞，月经不调、子宫内膜异位症等疾病发病率亦会升高。

（徐金龙）

不孕症的危害

对个人心理健康的影响

不孕症会给夫妻双方的心理健康带来很大的冲击。对于想要孩子的人来说，无法生育可能会让他们感到沮丧、失落和自卑。对于女性来说，不能怀孕可能会打击她们的自尊心；男性可能会为此感到自责和无助。不孕症还可能导致抑郁和焦虑，对个人的工作和社交生活产生负面影响。

对夫妻关系的影响

不孕症可能会对夫妻关系造成很大的压力，如互相指责对方没有尽到责任或者有生理问题。这种矛盾和压力往往会使夫妻之间的距离越来越远，甚至可能导致夫妻关系破裂。不孕症也可能会让夫妻更加迫切地渴望拥有孩子，导致他们做出不理智的决定，如选择不合适的治疗方法等。

与其他疾病相关

不孕症是多种疾病的临床表现，可能是身体存在某种疾病的信号，这些疾病本身就影响着患者的身体健康。此外，不孕症还可能增加患有其他疾病的风险。研究发现，不孕症与妇科肿瘤、心血管疾病等有一定的关联。由于不孕症可能伴随内分泌紊乱、免疫系统异常等问题，长期的不孕状态可能会对女性的免疫力和身体健康造成一定的损害，增加其患有其他疾病的风险。

对社会的影响

不孕症不仅对夫妻个人和家庭有影响，也对社会产生一定的影响。在传统的社会观念中，结婚的主要目的是生儿育女，有些夫妻甚至会因为无法生育而受到家人和朋友的责备和猜忌。此外，不孕症也会对社会的人口结构和生育率产生间接的影响。

对家庭经济状况的影响

治疗不孕症的费用往往非常昂贵。夫妻可能需要进行多次尝试和多种治疗，如人工授精、试管婴儿等，高昂的治疗费用会对夫妻的经济情况造成很大的影响，其养老保险和财务计划也会受到影响。

不孕症带来的危害不仅限于夫妻的身心健康，还涉及家庭、社会等多个方面。因此，社会各界需要重视不孕症问题，应为不孕症患者提供更好的支持和医疗资源，帮助不孕症患者解决问题，保障他们的心理健康和家庭幸福。

不孕症与情绪的关系

有研究发现，有79%的不孕症患者存在一定程度的抑郁情绪，有49%的不孕症患者存在中度甚至重度抑郁。不孕症可导致精神情绪变化，精神情绪的变化又会影响受孕，当不良情绪无法及时得到纾解时，不孕症与不良情绪就会陷入恶性循环。

不孕症导致焦虑和抑郁

不孕症可能引起夫妻双方的焦虑和抑郁。随着时间的推移，未能成功怀孕可能会增加他们的压力和焦虑。夫妻双方可能感到自责、愧疚、无助和沮丧。对于女性来说，不孕症可能会让她们产生不正常的恐惧，担心自己无法成为母亲；对于男性来说，他们可能会感到自尊心受损，因为无法完成作为丈夫和父亲的责任。这些负面情绪可能会导致夫妻之间的紧张关系并对他们的生活造成负面影响。

不孕症导致压力和疲劳

不孕症可能导致夫妻长期面临心理压力和身体疲劳。夫妻需要面对不断地进行医疗检查、试管婴儿、药物治疗等一系列繁琐而苛刻的流程。这些流程需要花费大量时间和精力，造成巨大的压力。此外，药物治疗和手术可能带来身体上的不适感和疼痛。

不孕症导致自我怀疑和自尊心受损

不孕症对夫妻自我价值感和自尊心造成巨大冲击。不孕症夫妻可能会怀疑自己的价值，并将失败的责任归咎于自己。他们可能认为是他们身体的缺陷导致了这一结果，从而对自己的身体形象和价值感产生负面情绪。这种自我怀疑和自尊心受损可能会给他们的关系带来进一步的压力。

情绪对不孕症的生理影响

不良情绪对不孕症患者的生理状态产生了负面影响。不孕患者心理冲突频繁，心境压抑而不善纾解，焦急悲观，盼子心切，容易出现抑郁、焦虑等消极情绪，长期的抑郁、焦虑可通过下丘脑影响垂体前叶以及中枢神经促性腺激素的释放，进而影响性腺功能、抑制排卵，产生闭经或引起阴道、子宫及输卵管痉挛性收缩，宫颈黏液异常、阴道酸碱度异常、盆腔淤血等，最终又加重不孕。研究表明，情绪问题会降低女性生育能力，并增加早期流产的风险。

情绪对不孕症治疗效果的影响

情绪问题可能会影响患者激素水平和依从性，焦虑和抑郁可能降低治疗的成功率。一些研究显示，研究参与者在注射促排卵药物期间报告了更多的焦虑和抑郁症状，在卵巢刺激期间情绪反应也更加剧烈。因此，解决情绪问题可能有助于提高不孕症治疗的效果。

不孕症十大误区

误区一：不孕症都是女性的问题

不孕症既可以是女性的问题，也可以是男性的问题，甚至可以是双方共有的问题。据统计，男性不育是不孕症的主要原因之一，大约占40%。因此，在有不孕问题时，夫妻双方都需要进行检查和治疗。

误区二：只要年轻就不会得不孕症

许多人错误地认为只有当女性年龄大于35岁时，才需要开始担心会得不孕症。然而，事实上女性的生殖能力在30岁之后就开始逐渐下降。年轻不代表不孕问题不会出现，年轻夫妻不孕问题的比例也是相当高的。不孕症并不一定和年龄有直接关系，可能是由多种因素引起的。因此，无论年龄大小，一旦连续规律同房不避孕1年未能成功怀孕，就应该考虑到可能存在不孕问题。

误区三：短期内没怀上就是不孕症

怀孕需要一定的时间，正常情况下，怀孕可能需要几个月甚至1年的时间。因此，短期内未怀孕并不意味着就是不孕症。

误区四：频繁性生活可以增加怀孕概率

虽然性生活的频率和怀孕概率有一定的相关性，但是频繁的性生活并不能提高怀孕的概率。相反，过度频繁的性生活可能导致精子的数量和质量下降，从而降低怀孕概率。因此，理想的性生活频率是每周2~3次。

误区五：只要月经规律就不会有不孕症

很多女性认为，只要月经规律，就是有正常排卵，就意味着能正常怀孕。规律的月经周期只意味着排卵期较好预测，但不等于排卵正常，在临床中有很多女性是无排卵型月经，所以月经规律不能够作为排卵正常的诊断标准。且是否能成功怀孕还与生殖器官的发育、内分泌、免疫因素、染色体、基因、凝血功能、遗传及环境因素等相关，任何一个环节出现问题都有可能出现不孕。

误区六：不孕症是一种疾病，一个秘方就可以治好

西医学证实，不孕症不是一种疾病，不孕症病因包括男女双方全身性和生殖系统的多种疾病，是150多种疾病的共同临床表现。可见，仅把不孕症当成一种独立的疾病诊断治疗是不科学的，针对其进行的治疗必须对病因进行准确分析，不可能有一个秘方就能治好不孕症。因此，应该进行全面系统检查和综合治疗。

误区七：不孕症的治疗需要暂停生活和工作

在治疗不孕症的过程中，很多患者辞职在家全心备孕，暂停所有工作，结果适得其反，暂停工作不仅加重家庭经济负担，同时还容易放大焦虑情绪。夫妻完全可以继续正常的生活和工作，只是需要注意纠正一些不良的生活习惯。

误区八：只要做试管就可以成功怀孕

试管婴儿作为辅助生殖的重要手段，只能针对不孕症的其中一个或几个病因增加怀孕的可能性，但影响怀孕的因素是复杂的，成功与否受多种因素的影响，包括夫妻双方的身体状况、年龄以及生活习惯等。目前一次试管婴儿的成功率也只有30%~40%。

误区九：试管婴儿代数越高就越好

部分患者急于求成，认为试管婴儿代数越高就越好。其实，试管婴儿代数不代表其技术含量的高低，它是按不同的助孕技术进行分类的。第一代试管婴儿主要针对的是因女性因素引起的不孕，比如输卵管堵塞、子宫内膜异位症、排卵障碍等。第二代试管婴儿主要针对的是因男性因素引起的不育，比如少弱精症及部分无精子症（精液中无精子，而睾丸穿刺后有精子）等。第三代试管婴儿主要针对的是夫妇一方染色体异常、反复流产、家中有遗传性疾病等人群。医生会根据个体检查情况为患者制定最优的方案，患者本人不用在选择几代试管这个问题上纠结。

误区十：不孕症的治疗可以无限期进行

针对不孕症的治疗不能无限期进行，因为年龄是影响生育一个非常重要的因素。女性的卵子数量和质量会随着年龄的增长而下降，而男性的精子质量也会受到年龄的影响。因此，对于想要孩子的夫妻来说，年龄也是一个需要考虑的因素。如果反复进行治疗而未能成功，需要及时考虑其他的替代方案，以免错过治疗的黄金时期。

（庄海娜）

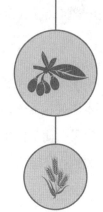

第二部分

诊断不孕症

不孕症主要包括不能妊娠和不能获得活产两个方面，本书主要针对女性不能妊娠的诊治进行阐述。日常生活中从是否能妊娠方面去判断不孕症较为容易，而从医生临床专业角度来看，明确导致不孕症的病因、病史，进行相关检查是诊断不孕症的前提。

不孕症的病因

女性因素不孕症病因主要包括排卵障碍和盆腔因素两方面，可影响卵母细胞的生长、排出、受精等过程，或胚胎的发育、着床等过程，进而引发不孕。具体病因及病种见表2-1。

表2-1　女性不孕症的病因

病因分类	具体病因	涉及病种
排卵障碍	下丘脑性闭经或月经失调	进食障碍性闭经； 过度肥胖和消瘦、过度运动； 特发性低促性腺激素性低性激素性闭经； Kallmann综合征、药物因素等
	垂体性闭经或月经失调	特发性高催乳素血症、垂体腺瘤； Sheehan综合征； 空蝶鞍综合征
	卵巢性闭经或月经失调	早发性卵巢功能不全，由染色体和基因缺陷的遗传因素、自身免疫性疾病、手术和放化疗导致的医源性因素等； 多囊卵巢综合征，表现为稀发排卵或月经稀发、临床和（或）生化高雄激素血症、代谢紊乱等临床特征； 特纳综合征，为45,X及嵌合型染色体异常； 先天性性腺发育不全； 功能性卵巢肿瘤，异常分泌雄激素和雌激素的内分泌性肿瘤
	其他内分泌疾病	先天性肾上腺皮质增生症、库欣综合征； 肾上腺皮质功能减退症、甲状腺功能减退等

续表

病因分类	具体病因	涉及病种
盆腔因素	先天性生殖系统畸形	苗勒管发育不全等
	子宫颈因素	子宫颈机能不全； 其他子宫颈病变等
	子宫体病变	子宫内膜病变； 子宫肿瘤； 宫腔粘连
	输卵管及其周围病变	输卵管梗阻； 输卵管周围粘连； 输卵管积水； 盆腔粘连等

注：参考《不孕症诊断指南》。

不孕症的病史

由于不孕症的各种病因可能同时存在，因此，医生可能会询问以下病史以明确诊断。

• 现病史：不孕年限、性生活状况、避孕情况、情绪、饮食、体重改变史，有无发热、盆腹腔疼痛史，近期检查、诊疗的经过。

• 月经史：初潮年龄、周期、经期、经量、末次月经时间、有无痛经及其他症状和严重程度。

• 婚育史：婚姻情况、孕产史及并发症史。

• 既往史：有无盆腔炎症性疾病史、有无盆腔或腹腔手术史，有无结核等特殊传染病、性传播疾病史，有无甲状腺疾病、自身免疫性疾病等全身性疾病史及治疗情况，有无慢性疾病药物治疗史、有无过度运动史。

• 个人史：有无吸烟、酗酒、服用成瘾性药物、吸毒史，职业以及特殊环境、毒物接触史。

• 家族史：家族中有无近亲婚配，有无出生缺陷、遗传病、流产、不孕史。

不孕症的相关检查

不孕症的各种病因可能同时存在，因此，应根据特定的病史、相关检查明确诊断。

• 全身检查：体格发育及营养状况，如身高、体重、体脂分布特征、嗅觉、第二性征、有无甲状腺肿大、皮肤改变等。

• 妇科双合诊或三合诊检查：①明确外阴发育、阴毛分布、阴蒂大小、阴道有无异常分泌物；②子宫颈是否光滑，有无异常分泌物；子宫位置、大小、形状、质地、活动度；附件区有无增厚、包块和压痛；子宫位置、大小、形状、质地、活动度；附件区有无增厚、包块和压痛；③直肠子宫陷凹及宫骶韧带处有无结节和触痛；④下腹有无包块、压痛和反跳痛。

• 盆腔超声检查：①子宫位置、大小、形态、子宫肌层的结构、子宫内膜的厚度和分型；②卵巢基础状态的评估（体积、双侧卵巢内直径2~9mm的窦卵泡计数、优势卵泡的直径）：③超声排卵监测；④卵巢外有无异常回声及其性质、形状、大小。

• 激素检测：血促卵泡生成素（follicle-stimulating hormone，FSH）、促黄体生成素（luteinizing hormone，LH）、催乳素、雌二醇（estradiol，E_2）、睾酮、孕酮和促甲状腺素（thyroid-stimulating hormone，TSH）。

• 输卵管通畅度检查：推荐使用子宫输卵管X线造影作为输卵管通畅度的一线筛查，三维实时超声子宫输卵管造影在一定条件下可以作为诊断依据。注意观察宫腔形态，输卵管走行、形态、位置，以及盆腔内造影剂的弥散情况。

• 基础体温测定：基础体温测定可作为年轻、试孕阶段、月经失调的女性因素不孕症患者初步的自测方法，可配合其他排卵监测方法同时进行，不能单独作为本周期排卵预测的方法。

• 腹腔镜或宫腔镜检查：腹腔镜不作为常规检查，主要适用于有阳性体征而影像学检查无法确定病因，或有其他适应证，或为确立原因不明不孕症诊断的患者。

• 其他影像学检查：其他影像学检查是指CT或MRI检查，适用于病史、体格检查和（或）基本辅助检查提示肿瘤或占位性病变等异常的患者，以明确诊断。

不孕症辅助检查的临床意义

• 子宫超声检查：①子宫形态或结构异常，提示子宫畸形和发育异常的可能。②子宫壁的占位提示子宫肌瘤或子宫腺肌瘤的可能；占位的大小及与子宫腔的关系，子宫内膜线是否变形或移位，必要时可进行三维超声、MRI或宫腔镜检查。③子宫内膜形态异常或占位提示宫腔粘连、子宫内膜瘢痕化、子宫内膜息肉或黏膜下子宫肌瘤的可能。子宫内膜随卵泡的发育逐渐增厚，在成熟卵泡阶段厚度可达到9mm。卵泡期的子宫内膜"三线征"清晰，为A型；排卵期的子宫内膜回声增强，"三线"依稀可见，为B型；黄体期的子宫内膜呈高回声征象，为C型。

• 卵巢超声检查：①测量卵巢的体积、双侧卵巢内直径2~9mm的窦卵泡计数、优势卵泡的直径。正常双侧卵巢内直径2~9mm的窦卵泡总数≥9个且单侧均<12个；1侧或双侧卵巢窦卵泡数≥12个为多囊卵巢的征象；双侧卵巢窦卵泡总数少于5~7个为卵巢功能减退征象，需要复查并结合其他指标综合判断。②确认卵巢内是否存在异常回声，如存在则需报告其性质、大小、与邻近器官的关系。泥沙样囊液回声提示子宫内膜异位囊肿可能；持续存在或增大的囊性或实性包块提示卵巢肿瘤可能；继发于促排卵周期的包块，需要与卵泡囊肿或黄体鉴别。③卵巢外的腊肠状或串珠状不规则无回声区、内部可见不完全分隔带状强回声提示输卵管积水可能。盆腔积液或包裹性积液提示盆腔粘连可能。此外，还需鉴别输卵管卵巢囊肿和盆腔输卵管脓肿。

• 激素水平：基础FSH水平反映了卵巢的窦卵泡储备，>12U/L提示卵巢功能减退，>25U/L提示卵巢功能不全，>40U/L提示卵巢功能衰竭，<5U/L提

示血值较低。基础LH水平随卵巢功能减退而逐渐升高；LH/FSH比值≥2提示多囊卵巢综合征的可能。催乳素水平升高时需要排除干扰因素后复查，必要时行垂体CT或MRI检查排除垂体腺瘤。睾酮水平超过医疗机构实验室正常值上限的2.0~2.5倍，提示卵巢或肾上腺存在分泌雄激素的肿瘤可能。黄体期孕酮>9.51nmol/L（即3ng/mL）提示近期有排卵；黄体中期的孕酮水平可反映黄体功能〔一般高于31.7nmol/L（即10ng/mL）〕，但准确的阈值难以确定。①基础E_2水平一般不高于292.8pmol/L（即80pg/mL），升高提示卵巢功能减退可能。卵泡期E_2水平随卵泡的生长逐渐升高，卵泡成熟时可达每个卵泡1098pmol/L（即300pg/mL）。②如果FSH、LH、E_2基础水平均偏低，提示低促性腺激素性排卵障碍；如果FSH和LH水平升高，伴E_2水平下降，提示高促性腺激素性排卵障碍或卵巢功能减退。

不孕症的诊断流程图

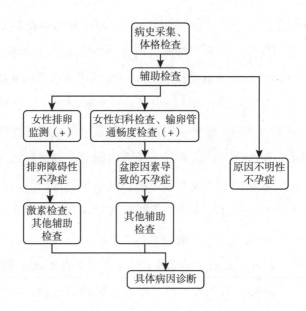

（邢利威）

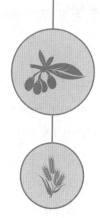

第三部分

治疗不孕症

目前，不孕症的治疗已取得显著进展，尤其是辅助生殖技术（assisted reproductive technology，ART）的发展给不孕症患者带来希望。美国生殖医学协会发布的《不孕症治疗指南（2020年版）》指出，女性不孕症的治疗方式包括综合治疗（手术治疗和非手术治疗）、辅助生殖技术治疗、保留生育力等。由于不孕症的复杂性，识别不孕症的病因是治疗不孕症的关键，本章将按照病因分类概述女性不孕症的治疗方式。

输卵管性不孕

概述

输卵管对受孕有着关键性的作用，其功能包括精子的运输、储存、获能，卵子的捡拾、运送、受精，受精卵的发育及胚胎的营养供应、输送等。输卵管如果发生器质性或功能性病变如粘结、堵塞以及通而不畅等，则会表现为下腹隐痛、腰骶部坠胀痛、白带增多、经期延长、痛经、不孕等症。输卵管性不孕是女性不孕的首要原因，约占67%。

中医病名及病因病机

中医对于不孕的描述最早出现于《易经》，《素问·骨空论》中正式把"不孕"作为病名，《诸病源候论》中提出"断绪"作为不孕症病名。输卵管属于西医学的解剖名词，相当于《素问》中提到的"胞络"、朱震亨《格致余论》中的"两歧"及张寿颐《沈氏女科辑要笺正》中的"子管"与"子核"。但尚无关于输卵管性不孕的相关描述，根据患者的病史、症状及体征，可归纳到"月经不调""无子""续断"等疾病中。现代中医医家认为本病的病机为正虚邪侵，湿热、寒湿、气血瘀阻互结，胞脉阻滞不通或不畅，精卵艰于相遇而不孕，其病位在胞宫脉络。

病史

结婚年龄、丈夫健康状况、性生活情况、月经史、既往史（有无结核、阑尾炎手术、甲状腺疾病或其他感染病史等）、家族史、生育史。

症状

患者多因长期不能怀孕就医，一般为规律性生活1年及以上，未采用避孕措施而未妊娠。部分患者会有原发病的表现，如慢性输卵管炎者，可能有月经不调、下腹部隐痛或坠痛、时感腰骶部酸痛等症状。

检查

* 子宫输卵管造影（hys-terosalpingography，HSG）：子宫输卵管造影是诊断输卵管通畅性的首选。

* 超声子宫输卵管造影（hysterosal-pingo-contrastsonography，HyCoSy）：超声子宫输卵管造影对评估输卵管通畅性有一定价值，该技术的推广尚待进一步验证。

* 宫腔镜下插管通液：宫腔镜下插管通液可作为排除假性近端梗阻的一种检查方式。

* 腹腔镜检查：腹腔镜下亚甲蓝通液。

* 输卵管镜：输卵管镜可作为评估输卵管功能的补充手段。

其中腹腔镜检查是判定输卵管是否通畅的金标准。详见表3-1。

表3-1　检查输卵管通畅度的不同方法

方法	优点	缺点
子宫输卵管造影	直观了解子宫以及输卵管腔道内的情况，图像可永久保存，便于治疗前后对照，是通畅性检查首选； 安全、价格低廉； 对轻度输卵管炎症及粘连有一定的治疗作用	有潜在感染风险； 当输卵管有近端阻塞时，无法判断输卵管远端情况； 输卵管伞端功能评估效果不佳
输卵管通液术	检查的同时具有较好局部治疗作用； 方便、费用低； 无碘过敏的担忧	主要依据医生的手感、阻力和液体反流情况判断输卵管是否通畅，主观性较大； 无法反映子宫输卵管形态、阻塞部位、是否积水、是否存在周围粘连，误诊率高； 假阳性和假阴性风险比例高； 反复通液有潜在输卵管、子宫内膜感染风险

续表

方法	优点	缺点
宫腔镜手术	准确判断宫腔病变程度和范围，并可以同时治疗； 双侧输卵管开口进行选择性插管通液，评估输卵管功能； 对于输卵管间质部、峡部阻塞，兼有诊断和治疗的作用	①价格昂贵 ②非无痛宫腔镜，部分患者难以承受手术疼痛 ③可能出现子宫穿孔、出血、空气栓塞、低钠血症性脑病、感染等
腹腔镜手术	可直视观察盆腔粘连和盆腔子宫内膜异位症，盆腔生殖器官的发育、有无畸形； 直视观察输卵管是否通畅，伞部功能是否粘连或发育异常等，对于输卵管功能评估的检查准确率可达90%~95%	①价格昂贵； ②可能出现气腹、皮下其中、气体栓塞、脏器损伤、大血管损伤、高频电流导致的空腔脏器穿孔等； ③可能出现麻醉意外、切口感染、盆腔感染、术后出血等
B超引导下输卵管造影通液	损伤小； 能采集整个输卵管的全部信息，完整显示输卵管的走形和结构； 可以同时了解宫颈、宫颈内口、子宫腔的多方位信息； 对于部分输卵管轻度梗阻或粘连同时有局部治疗作用	需要有经验的B超技师； 对于输卵管伞端功能评估效果不佳，不能显示输卵管外部盆腔的情况； 存在输卵管痉挛造成梗阻的假象

诊断标准

· 病史：既往生殖道炎症、结核病、阑尾炎手术、盆腔手术史（包括异位妊娠手术史、输卵管结扎手术史）等。

· 临床表现：有无急慢性及结核性输卵管炎症状和体征。

· 辅助检查：依据临床应用习惯，评价输卵管通畅性的诊断标准一般分如下3种。

①输卵管通畅：注入造影剂无明显阻力，无反流，超声显示宫腔充盈好，输卵管全程显影，显影清晰流畅，走行自然柔顺，管径光滑，粗细均匀，呈连续条带状强回声，伞端可见造影剂溢出；卵巢周围环状强回声明显。

②输卵管通而不畅：注入造影剂有轻微阻力，宫腔内造影剂流动缓慢，出现少量反流，输卵管显影不全，呈纤细条带状或某一段不显影，或呈结节状增粗变形，输卵管伞端可见少量造影剂溢出；卵巢周围环状强回声不明显。

③输卵管不通：注入造影剂时可感受到明显的阻力，需要加压方可推注进入，可见明显反流；若为间质部梗阻，则该侧输卵管不显影；若为峡部梗阻，则该侧输卵管间质部和峡部近端显影，梗阻的远端输卵管不显影；若为伞端梗阻，造影剂停留于输卵管间质部、峡部和壶腹部，不能弥散至盆腔，往往输卵管壶腹部呈现积水扩张的"串珠状"或"囊状"；输卵管管壁不光滑，粗细不均匀；该侧卵巢周围无环状强回声。

鉴别诊断

• 输卵管结核：育龄妇女居多，多表现为不孕、轻微下腹疼痛、全身状况不良，如低热、消瘦、乏力。月经失调是常见症状，初期因子宫内膜充血及溃疡，多有经量增多或经期延长，当病变累及子宫内膜后出现月经稀少甚至闭经。部分患者可出现阴道分泌物增多。增殖粘连型输卵管结核较多见，输卵管稍增粗，管壁肥厚，表面呈现多数粟粒样结核病灶。详细询问家族史及既往史，原发不育伴月经稀少或闭经及异常子宫出血、下腹隐痛、腰痛、慢性盆腔炎久治不愈者，结合实验室检查可以诊断。

• 输卵管炎：一般指由化脓性细菌或淋菌引起的输卵管炎症，也可由病毒感染或衣原体、支原体感染所致。轻者没有症状或者症状轻微，常见于下腹痛、发热、阴道分泌物增多等。腹痛为持续性，活动或性交后加重。病情严重可有寒战、高热、头痛、食欲缺乏等全身症状，结合实验室检查可鉴别。

辨证论治

本病以扶正祛邪、调畅胞络为基本治则，根据兼证不同，或清热除湿，或温阳散寒化湿，或活血理气祛瘀。正气存内，邪得出路，胞脉通常，精卵和合，孕育在望。

（1）胞脉瘀阻

【主要症状】婚久不孕。月经愆期，量中，色黯，有血块。双侧下腹部刺痛或隐痛，痛处固定、拒按，血块下而痛减。舌质黯，或有瘀点、瘀斑，脉弦涩。

【治疗原则】活血化瘀，通经助孕。

【方药】少腹逐瘀汤加减。

组成：小茴香、干姜、肉桂、延胡索、没药、蒲黄、五灵脂、当归、川芎、赤芍。

方义：少腹逐瘀汤取《金匮要略》温经汤之意，合失笑散化裁而成。方用小茴香、干姜、肉桂温经散寒，通达下焦；延胡索、没药利气散瘀，消肿止痛；失笑散（蒲黄、五灵脂）活血通瘀，散结止痛；当归、川芎乃阴中之阳药，血中之气药，配合赤芍活血行气，散滞调经。全方气血兼顾，温通兼行。腰酸痛者，加牛膝、续断、杜仲补肾调经止痛；月经量多者，加棕榈炭、茜草炭、三七粉止血调经；月经量少者，加山茱萸、泽兰、艾叶、益母草、红花温经活血。

【针灸治疗】气海、关元、血海、三阴交、合谷、足三里。

方义：气海、关元均隶属于任脉，任主胞胎，是治疗不孕症的要穴，功擅利下焦而补元气；血海属乃脾经所生之血聚集之处；合谷为大肠经原穴，可升清降浊，宣通气血；三阴交为肝、脾、肾三经交汇处，可调气活血，配合胃之下合穴足三里，生气化血，孕育有源。

操作：采用常规针法，直刺1.5寸，平补平泻，每周3次，间隔1~2天，每次20分钟，3个月为1个疗程。

【家庭按摩穴位及手法】

• 血海、三阴交、足三里：端坐，用食指指腹按压，轻重交替进行，至局部产生酸胀为宜，左右手交替点按。

• 气海：站立或仰卧，用掌心按揉，再顺时针方向按揉，用力适中，至局部产生酸胀感和温热感为宜。

（2）痰湿阻滞

【主要症状】婚久不孕，形体肥胖，月经后期、稀发，甚或闭经，量中或偏少，色红，质黏稠，或夹少量血块。神疲乏力，少气懒言，头晕胸闷。舌体胖大，边有齿痕，苔白腻，脉弦滑。

【治疗原则】燥湿化痰，通经助孕。

【方药】苍附导痰丸加减。

组成：苍术、白术、茯苓、香附、乌药、陈皮、胆南星、川芎、丹参、红花、月季花、益母草。

方义：方中苍术、白术、茯苓燥湿健脾；香附、乌药、陈皮理气行滞；胆南星化痰；川芎、丹参、红花、月季花、益母草活血调经。全方共奏化痰除湿、行气活血之效。输卵管积水者，加防己、泽兰、益母草、木通等通经利水。

【针灸治疗】足三里、阴陵泉、三阴交、丰隆、脾俞、曲池、合谷、公孙。

方义：足三里为胃之下合穴，可生发胃气，燥湿化痰，配合曲池、丰隆、三阴交，可健脾化痰；阴陵泉为脾经合穴，脾俞为脾之背俞穴，均擅健脾气化水湿；合谷升清降浊；公孙为脾经络穴，亦为八脉交会穴之一，与冲脉相交，冲为血海，因此可健脾益胃，通调血脉。诸穴共用，健运脾胃，化湿调经以助孕。

操作：采用常规针法，直刺1.5寸，平补平泻，每周3次，间隔1~2天，每次20分钟，3个月为1个疗程。

【家庭按摩穴位及手法】

• 足三里、阴陵泉、三阴交、丰隆、合谷：端坐，用食指指腹按压，轻重交替进行，至局部产生酸胀为宜，左右手交替点按。

（3）血瘀蕴毒

【主要症状】婚久不孕，经行不畅，腹痛，逐渐加重，量多，色黯，有血块，伴腰骶酸痛。平素腹痛，或经期低热，性交痛。舌紫黯，舌体瘀斑、瘀点，苔薄白，脉涩、结或代。

【治疗原则】祛瘀解毒，通络止痛。

【方药】大黄䗪虫丸加减。

组成：䗪虫、大黄、桃仁、干漆、水蛭、虻虫、蛴螬、黄芩、杏仁、地黄、白芍、甘草。

方义：本方中䗪虫破瘀血，消肿块，通经脉，合大黄通达三焦以逐血破瘀；桃仁、干漆、水蛭、虻虫、蛴螬活血通络，消散积聚，攻逐瘀血；黄芩配大黄，清上泻下，共逐瘀热；桃仁配杏仁降肺气，开大肠，祛瘀血；地黄、白芍、甘草滋阴补肾，养血濡脉，和中缓急；黄芩、杏仁清宣肺气而解郁热；用酒送服，以行药势。诸药合用共奏祛瘀血、清瘀热、滋阴血、润燥结之效。本方特点是以通为补，祛瘀生新，缓中补虚。衣原体、支原体感染者，加白花蛇舌草、黄柏、生蒲黄等；感染严重者及时配合抗生素对症治疗。

【针灸治疗】关元、中极、气海、归来、子宫、三阴交。

方义：关元主月经不通，绝嗣不生，故用关元能调理冲任、疏通下焦；中极、气海为任脉之穴，位于小腹，起于胞宫，能调补冲任；子宫为奇穴，调经助孕；三阴交能补益气血，配归来、子宫则能行气、活血、化瘀。配合艾灸双侧子宫穴，能够温经散寒，化瘀活血。

操作：采用常规针法，直刺1.5寸，平补平泻，每周3次，间隔1~2天，每次20分钟，3个月为1个疗程。

【家庭按摩穴位及手法】

• 三阴交：端坐，用食指指腹按压，轻重交替进行，至局部产生酸胀为宜，左右手交替点按。

• 关元、中极、归来、子宫：双手搓热，用手掌掌心置于穴位上，用力点按，至局部产生温热感为宜。

排卵障碍类不孕症

多囊卵巢综合征

概述

多囊卵巢综合征（polycystic ovary syndrome，PCOS）是一种发病多因性、临床表现多态性的内分泌综合征，以月经紊乱、不孕、多毛、肥胖、双侧卵巢体积持续增大，以及雄激素过多、持续无排卵为临床特征。多囊卵巢综合征内分泌特征主要是高雄激素血症、高胰岛素血症及代谢综合征等。从青春期开始发病，在20~30岁为高峰，约占总数的85.3%，占妇科内分泌疾病的8%，不孕症的0.6%~4.3%。

中医病名及病因病机

中医学中尚无"多囊卵巢综合征"这一病名，其临床表现与"月经失调""闭经""不孕"等有相似之处，其病机与肾虚、脾虚、肝郁、痰湿、血瘀、郁热等因素有关，病位在肾及胞宫。

病史

基本信息（包括年龄及就诊原因等）、月经史（月经异常的具体情况及近期检查与治疗史）、高雄激素血症及其临床症状（多毛、痤疮、脂溢性皮炎、脱发等）、情绪及心理情况、婚育史、既往史、家族史等。

症状

• 月经不调：月经稀发或过少，后发展为继发性闭经；偶有闭经与月经过多、淋漓不尽交替出现。

• 不孕：月经初潮后发病，由于月经不调及无排卵致不孕。

• 多毛：可出现不同程度的多毛，唇口细须明显，乳晕周围及阴部毛发浓密。

• 痤疮：脂溢性皮肤，颜面部及背部痤疮。

• 肥胖：腹型肥胖为主，腰臀比 ≥ 0.80，体重指数（BMI）≥ 25。

• 黑棘皮病：颈背部、腋下、乳房、腹股沟及阴唇等皮肤对称出现灰褐色色素沉着及皮肤增厚。

检查

• 基础体温测定：基础体温测定表现为单相，月经周期后半期体温无明显升高。

• 妇科检查：外阴阴毛较多，阴道畅，子宫大小正常，质中，无压痛，部分患者可触及增大的卵巢。

• 盆腔超声：提示多囊卵巢形态，又称卵巢多囊样改变：一侧或双侧卵巢内 ≥ 12个直径为 2~9mm 的卵泡，伴或不伴卵巢体积增大。

• 内分泌测定：血清总睾酮正常或轻度升高，一般不超过正常范围上限的2倍；血清 FSH 值偏低而 LH 值升高，LH/FSH>2；部分患者催乳素轻度升高。伴胰岛素抵抗患者多有糖耐量异常、胰岛素抵抗指数升高及甘油三酯、胆固醇等脂类代谢紊乱等。

诊断标准

• 月经异常如稀发排卵或无排卵；

• 高雄激素血症的临床表现和/或高雄激素血症；

• 盆腔超声提示卵巢多囊样改变。

符合上述其中2条，排除其他引起排卵障碍的疾病（包括甲状腺功能异常、卵巢早衰、下丘脑–垂体闭经、高催乳素血症等），以及引起高雄激素血症的疾病（包括库欣综合征、非典型先天性肾上腺皮质增生、分泌雄激素的内分泌肿瘤等），即可诊断。

鉴别诊断

与以下疾病相鉴别，并排除该类似疾病是确诊多囊卵巢综合征的条件。

• 高雄激素血症或高雄激素症状

（1）库欣综合征：是由多种病因引起的以高皮质醇血症为特征的临床综合征。约80%的患者会出现月经周期紊乱，并常出现多毛体征。根据测定血皮质醇水平的昼夜节律、24小时尿游离皮质醇、小剂量地塞米松抑制试验可确诊库欣综合征。

（2）非典型先天性肾上腺皮质增生：占高雄激素血症女性的1%~10%。临床主要表现为血清雄激素水平和（或）17α–羟孕酮、孕酮水平的升高，部分患者可出现超声下的卵巢多囊表现及月经紊乱。根据血基础17α–羟孕酮水平［≥6.06nmol/L（即2ng/mL）］和促肾上腺皮质激素刺激60分钟后17α–羟孕酮反应［≥30.3nmol/L（即10ng/mL）］可诊断。

（3）卵巢或肾上腺分泌雄激素的肿瘤：患者快速出现男性化体征，血清睾酮或DHEA水平显著升高，如血清睾酮水平高于5.21~6.94nmol/L（即150~200ng/dL）或高于检测实验室上限的2.0~2.5倍。可通过超声、MRI等影像学检查协助鉴别诊断。

（4）其他：①药物性高雄激素血症：须有服药史。②特发性多毛：有阳性家族史，血睾酮水平及卵巢超声检查均正常。

• 排卵障碍

（1）功能性下丘脑性闭经：通常血清FSH、LH水平低或正常、FSH水平高于LH水平，E_2相当于或低于早卵泡期水平，无高雄激素血症，在闭经前常有快速体重减轻或精神心理障碍、压力大等诱因。

（2）甲状腺疾病：根据甲状腺功能测定和抗甲状腺抗体测定可诊断。建议疑似多囊卵巢综合征的患者常规检测血清促甲状腺素（TSH）水平及抗甲状腺抗体。

（3）高泌乳素血症：血清泌乳素水平升高较明显，而LH、FSH水平偏低，有雌激素水平下降或缺乏的表现，垂体MRI检查可能显示垂体占位性病变。

（4）早发性卵巢功能不全：主要表现为40岁之前出现月经异常（闭经或月经稀发）、促性腺激素水平升高（FSH>25U/L）、雌激素缺乏。

辨证论治

本病分青春期和育龄期两阶段论治。青春期重在调经，或补肾固摄冲任，或清热化瘀固冲，或涤痰化浊。育龄期意在种子，多从肾辨治，滋阴补肾，天癸满溢，胞宫藏泄有度；脾虚则健运脾胃，生化气血；肝郁者疏肝解郁，调畅气机。肾、脾、肝三脏各司其职，冲任得安，月事顺调。

（1）肾虚痰湿

【主要症状】月经后期，量少，甚或闭经，婚久不孕，或带下量多，或带下甚少。形体肥胖，多毛，腰膝酸软，小腹或有冷感，子宫偏小，或胸闷烦躁，口腻多痰。舌苔白腻，舌质淡黯，脉象细濡而滑。

【治疗原则】补肾化痰，活血调经。

【方药】大补元煎配合二陈汤加减。

组成：人参、熟地黄、当归、枸杞子、山茱萸、杜仲、半夏、茯苓、橘红、甘草。

方义：方中人参大补元气，熟地黄、当归滋阴补血，人参与熟地黄相配，善治精气大耗之证；枸杞子、山茱萸补肝肾；杜仲温肾阳；半夏、茯苓健脾渗湿、化痰和胃；橘红理气化痰；甘草助补益而和诸药。诸药配合，功能大补真元，益气养血，化痰祛湿，调经以助孕。

【针灸治疗】肾俞、关元、中极、足三里、三阴交、丰隆。

方义：肾俞填补元气，足三里配合三阴交调血理气，兼顾先后天，关元、中极和畅冲任，丰隆利化痰湿，使得肾精得藏，脾胃得养，阴平阳秘，冲任脉盛，月事以时下。

操作：采用常规针法，直刺1.5寸，平补平泻，每周3次，间隔1~2天，每次20分钟，3个月为1个疗程。

【家庭按摩穴位及手法】

• 三阴交、足三里：端坐，用食指指腹按压，轻重交替进行，至局部产生酸胀感为宜，左右手交替点按。

• 关元、中极：站立或仰卧，用掌心按揉，再顺时针方向按揉，用力适中，至局部产生酸胀感和温热感为宜。

• 肾俞：自然站立，用拇指指腹点按肾俞穴，用力稍重，至局部产生酸胀感或温热感为宜。

（2）肝郁血瘀

【主要证候】月经后期，量少，色紫红，有血块，月经不畅或闭经，经行时而腹痛，婚后不孕。精神抑郁，烦躁易怒，胸胁胀痛，乳房胀痛，毛发浓密。舌质紫黯，夹有瘀点，脉沉弦或沉涩。

【治疗原则】补肾活血，疏肝解郁。

【方药】逍遥散合膈下逐瘀汤。

组成：柴胡、当归、白芍、白术、茯苓、生姜、薄荷、川芎、桃仁、红花、牡丹皮、五灵脂、香附、乌药、延胡索、甘草。

方义：本方既有柴胡疏肝解郁，又有当归、白芍养血柔肝；白术、茯苓健脾去湿，使运化有权，气血有源；生姜温胃和中；薄荷助柴胡疏肝郁而生之热；当归、川芎、桃仁、红花、牡丹皮活血化瘀、消积止痛；五灵脂、香附、乌药、延胡索行气散结止痛；甘草缓急止痛，调和诸药。诸药合用气血兼顾，共奏活血化瘀解郁之功。月经来潮量甚少者，加泽兰叶、丹参、川牛膝活血通络；子宫发育不良者，加肉苁蓉、芜蔚子等养血活血。

【针灸治疗】肾俞、肝俞、百会、关元、中极、血海、三阴交、太冲。

方义：肾俞补肾填精，关元、中极调和冲任；肝俞、百会与太冲疏理气机；血海、三阴交活血化瘀。诸穴共用补肾调肝，疏经活血，调畅气机，经行而有子。

操作：采用常规针法，直刺1.5寸，平补平泻，每周3次，间隔1~2天，每次20分钟，3个月为1个疗程。

【家庭按摩穴位及手法】

• 三阴交、血海、太冲：端坐，用食指指腹按压，轻重交替进行，至局部产生酸胀感为宜，左右手交替点按。

• 关元、中极：站立或仰卧，用掌心按揉，再顺时针方向按揉，用力适中，至局部产生酸胀感和温热感为宜。

• 肾俞、肝俞：自然站立，用拇指指腹点按，用力稍重，至局部产生酸胀感或温热感为宜。

（3）肝经湿热

【主要症状】月经稀发、量少，甚则经闭不行，或月经紊乱，崩中漏下。毛发浓密，面部痤疮，经前胸胁乳房胀痛，肢体肿胀，大便秘结，小便黄，带下量多，阴痒。舌红，苔黄厚，脉沉弦或弦数。

【治疗原则】清热利湿，疏肝调经。

【方药】丹栀逍遥散合龙胆泻肝汤去生地黄。

组成：龙胆草、黄芩、栀子、泽泻、木通、车前子、当归、生地黄、柴胡、甘草。

方义：方中龙胆草大苦大寒，既泻肝胆实火，又利下焦湿热，泻火除湿，两擅其功；黄芩、栀子苦寒泻火，清热燥湿；泽泻、木通、车前子清利湿热；当归、生地黄养血益阴以顾肝体，使苦燥清利不伤阴；柴胡疏达肝气以顾肝用，并引诸药人肝经；柴胡与归芍相伍，以补肝体调肝用；甘草益气和中，调和诸药，全方清利并行，泻中有补，降中寓升，祛邪而不伤正。

【针灸治疗】肾俞、肝俞、百会、关元、血海、三阴交、丰隆、太冲。

方义：肾俞、关元调补元气；肝俞、太冲、百会疏肝调气；三阴交、丰隆化湿祛邪。全方肝肾同治，气血通调，利湿化热，调经助孕。

操作：百会斜刺0.5寸，其余穴位采用常规针法，直刺1.5寸，平补平泻，每周3次，间隔1~2天，每次20分钟，3个月为1个疗程。

【家庭按摩穴位及手法】

• 三阴交、足三里、太冲：端坐，用食指指腹按压，轻重交替进行，至局部产生酸胀感为宜，左右手交替点按。

• 关元：站立或仰卧，用掌心按揉，再顺时针方向按揉，用力适中，至局部产生酸胀感和温热感为宜。

• 肾俞、肝俞：自然站立，用拇指指腹点按，用力稍重，至局部产生酸胀感或温热感为宜。

（4）脾虚痰湿

【主要症状】月经后期、量少，甚则停闭。带下量多，婚久不孕。形体丰满肥胖，多毛，头晕胸闷，喉间多痰，四肢倦怠，疲乏无力，大便溏薄。舌体胖大，色淡，苔厚腻，脉沉滑。

【治疗原则】化痰除湿，通络调经。

【方药】苍附导痰丸加减。

组成：苍术、白术、茯苓、香附、乌药、陈皮、胆南星、川芎、丹参、红花、月季花、益母草。

方义：方中苍术、白术、茯苓燥湿健脾；香附、乌药、陈皮理气行滞；胆南星化痰；川芎、丹参、红花、月季花、益母草活血调经。全方共奏化痰除湿、行气活血之效。输卵管积水者，加防己、泽兰、益母草、木通等通经利水；若顽痰闭塞，月经不行加浙贝母、海藻、石菖蒲软坚散结，化痰开窍；胸膈满闷加广郁金、瓜蒌皮宽胸散结。

【针灸治疗】肾俞、脾俞、关元、中极、足三里、三阴交、阴陵泉、丰隆。

方义：肾俞、脾俞均为背俞穴，脏有病取其俞，两穴同用可补脾益肾，兼顾先后天；关元、中极补元气、调冲任；足三里合三阴交，表里配穴，健脾益胃，配合阴陵泉、丰隆，化痰除湿，通经助孕。

操作：采用常规针法，直刺1.5寸，平补平泻，每周3次，间隔1~2天，每次20分钟，3个月为1个疗程。

【家庭按摩穴位及手法】

• 足三里、三阴交、阴陵泉、丰隆：端坐，用食指指腹按压，轻重交替进行，至局部产生酸胀感为宜，左右手交替点按。

• 关元、中极：站立或仰卧，用掌心按揉，再顺时针方向按揉，用力适中，至局部产生酸胀感和温热感为宜。

• 肾俞、脾俞：自然站立，用拇指指腹点按穴位，用力稍重，至局部产生酸胀感或温热感为宜。

卵巢储备功能下降

概述

卵巢储备功能下降（premature ovarian insufficiency，DOR）是由于卵母细胞的数量减少和（或）质量下降，导致卵巢功能不足，引起生育能力下降，同时伴有抗米勒管激素（AMH）水平降低、窦卵泡数（AFC）减少、基础卵泡生成素（FSH）水平升高。主要表现为不孕、反复流产、月经紊乱等。卵巢储备功能下降患病率约为10%~35%，但由于目前卵巢储备功能检测方法尚不够精确，加上卵巢储备功能下降的隐匿性、渐变性，常导致其发现和诊断被延迟，所以实际卵巢储备功能下降的患病率可能更高。

中医病名及病因病机

中医学中没有卵巢储备功能下降的病名记载，结合其临床表现，可将本病归于"月经过少""月经后期""血枯""闭经""经水早断""绝经前后诸证""不孕"等病症范畴。中医认为肾藏精,主生殖,为先天之本,肾精盛衰,天癸至竭,直接影响月经盈亏与子嗣有无,故肾虚乃本病的根本病机。后天失养、房劳多产、七情所伤,或他病及肾,肾阳不煦,肾精不充。天癸乏源,冲任血虚,胞宫失于濡养,以致月经后期、量少甚至闭经、不孕。肾虚日久,影响心、肝、脾三脏,致气郁、血瘀、痰凝等证,故本病病位在肾,病机为肾虚,阴阳失调,病性属虚实夹杂。

病史

应仔细采集个人史和家族史。卵巢储备功能下降的预测因素包括多胎妊娠、月经初潮较早、未经产/低产次、吸烟(量–效反应)、体重不足,尤其是有无遗传学异常和提前或过早绝经的家族史。

症状

卵巢储备功能下降常见于18~40岁女性,主要表现为以下几个方面。

• 月经不调:月经量减少,经期延长,甚或闭经;或月经周期缩短;或经期延长、淋漓不尽;或月经周期长短不一。伴腰骶酸痛、乳房胀痛、疲倦乏力等。

• 不孕或流产:此类患者常无明显不适症状,在辅助生殖周期中可表现为卵巢对促性腺激素的反应降低、用药量增加、周期时间延长、取卵数目减少、卵子质量下降、内膜容受性降低等。患者辅助生殖技术妊娠成功率低,流产率高。

• 围绝经期症状:潮热盗汗、烦躁易怒、抑郁健忘、失眠多梦、腰膝酸软、性欲下降、性交痛等绝经前后诸证表现。

• 远期并发症:包括骨质疏松、心脑血管、脂代谢、内分泌、肿瘤方面的疾病风险。

检查

• 激素及细胞因子:可用FSH、E_2、AMH、FSH/LH等指标综合评估卵巢储备功能低下。

• 基础窦卵泡数（AFC）：建议行经阴道超声检测基础窦卵泡数来协助评估卵巢储备功能，基础窦卵泡数一般指月经第2~4天的双侧卵巢的卵泡（直径2~10mm）数，是预测卵巢储备功能的最佳指标之一，但其预测卵巢储备功能低下的界值仍然存在争议，范围在5~10个不等。

• 其他：是否需要进行其他检查如克罗米芬刺激试验（CCCT）、促性腺激素释放激素激动剂（GnRH-a）刺激试验等来评估卵巢储备功能，可视具体临床情况而定。

诊断标准

依据中华预防医学会生育力保护分会生殖内分泌生育保护学组《卵巢储备功能减退临床诊治专家共识》（2022年版），推荐使用AMH（<1.1ng/mL）、AFC（<5~7枚）、基础FSH（连续2个月经周期的基础FSH≥10IU/L）并结合年龄因素（35岁以上的女性如果积极试孕超过6个月仍未成功妊娠），对卵巢储备功能进行综合评估。

鉴别诊断

• 特纳综合征：又称先天性卵巢发育不良综合征，由全部或者部分体细胞中的一条X染色体完全或者部分缺失所致，患者卵巢被条索状纤维组织所取代，雌激素分泌不足，导致第二性征不发育和原发性闭经，此外还有身材矮小、内分泌异常及躯体畸形等多种临床表现。

• 卵巢早衰：是指卵巢功能衰竭所导致的40岁之前即闭经的现象。特点是原发或继发闭经伴随血促性腺激素水平升高和雌激素水平降低，并伴有不同程度的一系列低雌激素症状，如潮热多汗、面部潮红、性欲低下等。结合实验室检查可鉴别。

• 黄体功能不全：指排卵后黄体发育不良、分泌孕酮不足或黄体过早退化，致使子宫内膜分泌反应性降低，临床以内膜发育与胚胎发育不同步为主要特征，与不孕或流产密切相关。结合实验室检查可鉴别。

辨证论治

依据病因病机，本病的治则为补肾填精，调畅冲任；针对气郁、血瘀、痰凝等兼证，采取行气解郁、活血化瘀、健脾祛痰等治法，最终阴阳调和，天癸泌至，冲任得养，胞宫藏泄有度，月事以时下，妊而有子。

（1）肾虚血瘀

【主要症状】月经后期而至，经来量少色淡或黯，或闭绝不行，婚久不孕。腰膝酸软，头晕耳鸣，少腹疼痛拒按、性欲冷淡。舌淡黯或有瘀斑，苔少，脉沉细或涩。

【治疗原则】补肾填精，理气活血。

【方药】归芍地黄汤合血府逐瘀汤加减。

组成：当归、生地黄、人参、枸杞子、地骨皮、牡丹皮、知母、桃仁、红花、川芎、牛膝、桔梗、枳壳、柴胡、甘草。

方义：方中当归养血活血，祛瘀生新；生地黄凉血清热除瘀热，与当归养血润燥，使祛瘀不伤正；人参补脾益气；枸杞子补肝敛阴；地骨皮、牡丹皮、知母清热除蒸；桃仁、红花、川芎活血化瘀；牛膝祛瘀通脉，引瘀血下行；桔梗与枳壳配伍，开胸行气，气行血行；柴胡疏肝理气；甘草调和诸药。本方为活血祛瘀药、行气药、养血药合用，活血而又行气，祛瘀而又生新。

【针灸治疗】肾俞、关元、足三里、三阴交、气海、合谷、太冲。

方义：肾俞、关元、气海补肾填精，调补元气；足三里、三阴交健运脾胃；合谷、太冲配伍为开四关，理气活血，排卵促孕。

操作：采用常规针法，直刺1.5寸，平补平泻，每周3次，间隔1~2天，每次20分钟，3个月为1个疗程。

【家庭按摩穴位及手法】

· 足三里、三阴交、太冲：端坐，用食指指腹按压，轻重交替进行，至局部产生酸胀感为宜，左右手交替点按。

· 关元、气海：站立或仰卧，用掌心按揉，再顺时针方向按揉，用力适中，至局部产生酸胀感和温热感为宜。

· 肾俞：自然站立，用拇指指腹点按肾俞穴，用力稍重，至局部产生酸胀感或温热感为宜。

（2）心肾失济

【主要症状】月经后期而至，经来量少，闭绝不行或年未老经水断。心悸少寐，口苦咽干。舌红苔白，脉细或细数。

【治疗原则】清心宁神。

【方药】清心滋肾汤加减。

组成：钩藤、莲子心、黄连、浮小麦、山药、熟地黄、山茱萸。

方义：本方为夏桂成教授经验方，原方用于治疗心肾不交型更年期综合征。方中重用钩藤镇降肝火，莲子心清心安神；黄连入心经，善清泄心火，与莲子心相得益彰；浮小麦养心安神敛汗；山药、熟地黄、山茱萸滋肾补阴，以治肾阴癸水衰竭之本；茯苓、山药健脾，顾护脾胃。全方心肾合治，共奏清心安神、滋肾养阴之功效。

【针灸治疗】肾俞、百会、足三里、三阴交、关元、气海、内关。

方义：肾俞、关元、气海、足三里、三阴交脾肾同治，肾精充，脾气旺，兼顾先后天之本；百会通调百脉，运气行血，气机升降有序；内关通于阴维脉，宁心安神，宽胸理气。前穴共用，心肾相济，精血同调，调经安胎。

操作：百会斜刺0.5寸，内关直刺0.5寸，其余穴位采用常规针法，直刺1.5寸，平补平泻，每周3次，间隔1~2天，每次20分钟，3个月为1个疗程。

【家庭按摩穴位及手法】

• 内关：自然站立或端坐，用食指指腹按压内关穴，轻重交替进行，至局部产生酸胀感为宜，左右手交替点按。

• 足三里、三阴交：端坐，用食指指腹按压，轻重交替进行，至局部产生酸胀感为宜，左右手交替点按。

• 关元、气海：站立或仰卧，用掌心按揉，再顺时针方向按揉，用力适中，至局部产生酸胀感和温热感为宜。

• 肾俞：自然站立，用拇指指腹点按肾俞穴，用力稍重，至局部产生酸胀感或温热感为宜。

（3）肝郁气滞

【主要症状】经闭或经量较少，有小血块。精神抑郁，烦躁易怒，胸胁胀满，少腹胀痛或拒按，或情怀不畅，默默不欲饮食，或烦渴，喜饮凉水，状如消渴，大便秘结。舌边紫，苔黄白腻，脉细弦或沉涩。

【治疗原则】理气疏肝，化瘀通经。

【方药】逍遥散加减。

组成：柴胡、郁金、香附、当归、白芍、苍术、白术、茯苓、陈皮、泽兰、丹参。

方义：方中柴胡、郁金、香附理气止痛、疏肝解郁；当归、白芍养血柔肝；苍术、白术、茯苓、陈皮、泽兰醒脾去湿；丹参理气活血化瘀，使运化有权，气血有源。诸药合用共奏活血化瘀、理气解郁之功。

【针灸治疗】肾俞、肝俞、足三里、三阴交、关元、气海、合谷、太冲。

方义：肾俞、关元与气海补肾填精助孕；足三里、三阴交脾胃双补，通调气血；肝俞疏肝理气；合谷、太冲理气活血，排卵促孕。

操作：合谷、太冲直刺1寸，其余穴位采用常规针法，直刺1.5寸，平补平泻，每周3次，间隔1~2天，每次20分钟，3个月为1个疗程。

【家庭按摩穴位及手法】

• 足三里、三阴交、太冲：端坐，用食指指腹按压，轻重交替进行，至局部产生酸胀感为宜，左右手交替点按。

• 关元、气海：站立或仰卧，用掌心按揉，再顺时针方向按揉，用力适中，至局部产生酸胀感和温热感为宜。

• 肾俞、肝俞：自然站立，用拇指指腹点按，用力稍重，至局部产生酸胀感或温热感为宜。

（4）脾肾阳虚

【主要症状】月经后期而至，经来量少，闭绝不行或年未老而经水断。腰膝酸软，畏寒肢冷，纳呆便溏。舌淡，苔白，脉沉细。

【治疗原则】健脾温肾。

【方药】健固汤加减。

组成：党参、白术、山药、巴戟天、补骨脂、肉桂、附子、茯苓、薏苡仁。

方义：方中党参、白术、山药补气健脾；巴戟天、补骨脂、肉桂、附子温补肾阳而助脾运；茯苓、薏苡仁健脾渗湿利小便，使水湿之邪自小便而出。全方温脾益肾，运化水湿，正气存内，邪得出路，孕育有子。

【针灸治疗】肾俞、脾俞、足三里、三阴交、关元、气海、命门。

方义：肾俞、关元、气海、命门四穴合用温肾阳填肾精，阴阳同调；脾俞、足三里、三阴交调气血利水湿，脾胃同治。如此肾阳得充，脾气健固，水湿邪气得清，天癸泌至有期，经水循时来潮。

操作：采用常规针法，直刺1.5寸，平补平泻，每周3次，间隔1~2天，每次20分钟，3个月为1个疗程。

【家庭按摩穴位及手法】

• 足三里、三阴交：端坐，用食指指腹按压，轻重交替进行，至局部产生酸胀感为宜，左右手交替点按。

• 关元、气海：站立或仰卧，用掌心按揉，再顺时针方向按揉，用力适中，至局部产生酸胀感和温热感为宜。

• 肾俞、脾俞：自然站立，用拇指指腹点按，用力稍重，至局部产生酸胀感或温热感为宜。

（5）寒湿痰凝

【主要症状】闭经不行，胸胁满闷，小腹胀满，胃纳欠佳，口腻多痰，神疲倦怠，四肢不温，或带下量多，质稀薄或黏腻。舌淡白，苔白腻，脉细滑。

【治疗原则】温经散寒，燥湿化痰。

【方药】温经汤合苍附导痰汤加减。

组成：吴茱萸、桂枝、当归、川芎、赤芍、牡丹皮、阿胶、麦冬、人参、甘草、半夏、生姜。

方义：方中吴茱萸辛温散寒止痛；桂枝温经散寒，通行血脉；当归、川芎、赤芍活血祛瘀，养血调经；牡丹皮活血祛瘀，退虚热；阿胶养肝血，滋肾阴，具养血止血润燥之功；麦冬养阴清热；人参、甘草益气补中；半夏、生姜温中和胃；甘草调和诸药。

【针灸治疗】肾俞、脾俞、足三里、三阴交、关元、中极、阴陵泉、丰隆。

方义：肾俞、脾俞温补脾肾，散寒除湿；关元、中极补元气、调冲任；足三里、三阴交、阴陵泉、丰隆健脾益胃，化寒痰除水湿，通经以助孕。

操作：采用常规针法，直刺1.5寸，平补平泻，每周3次，间隔1~2天，每次20分钟，3个月为1个疗程。

【家庭按摩穴位及手法】

• 足三里、三阴交、阴陵泉、丰隆：端坐，用食指指腹按压，轻重交替进行，至局部产生酸胀感为宜，左右手交替点按。

• 关元、中极：站立或仰卧，用掌心按揉，再顺时针方向按揉，用力适中，至局部产生酸胀感和温热感为宜。

• 肾俞、脾俞：自然站立，用拇指指腹点按，用力稍重，至局部产生酸胀感或温热感为宜。

（陈　阳）

早发性卵巢功能不全

概述

早发性卵巢功能不全（premature ovarian insufficiency，POI），既往被称为"卵巢早衰"，是指女性40岁以前由于卵泡耗竭而丧失卵巢功能。临床表现为持续4个月闭经或月经稀发，间隔超过4周两次检测FSH均超过25U/L，伴或不伴低雌激素状态。早发性卵巢功能不全全球女性发病率约3.7%；我国女性发病率1%~7%。本病病因病机复杂，具有一定的不可逆性，目前仍缺乏明确有效的针对性恢复卵巢自然功能的治疗措施。

中医病名及病因病机

早发性卵巢功能不全在中医中属"血枯""经闭"范畴。目前多认为本病主要病因有肾虚、冲任失调、肝郁、脾虚、瘀血。其中肾虚为本，素体血虚，或久病伤血，营血亏虚，或产育过多耗伤阴血肾精亏虚，肾精不足，进而影响冲任平衡，致使天癸早竭。因为肝肾同源，精血互生，肝气郁结或肝失濡养，导致疏泄失常，影响生殖功能，同时脾阳不足，不能温暖肾阳，阻碍了肾气化生。又因为脉络瘀滞，导致气血不畅，胞络不通，因此血海无以满盈。

病史

患者结婚1年以上未孕，排除输卵管堵塞等不孕等器质性不孕因素，且月经周期逐渐缩短，甚至出现闭经，有的患者还伴有出汗、烘热、入睡困难、脾气急躁等症状。

症状

• 不孕或月经异常：很多患者因为不孕行检查时才发现，而有的患者因为闭经、月经周期短、月经稀发、停经等就诊时发现，若发生在青春期前的POI称为原发性闭经，同时伴有无第二性征的发育。而真正的发病年龄取决于卵巢中原始卵泡的储备及卵泡闭锁的速度。

• 自主神经功能系统调节异常的症状：患者除因为雌激素缺乏而出现除闭经以外，也可能出现如围绝经期妇女那样雌激素低下的一系列症状，如潮热、出汗等血管收缩、焦虑、失眠、记忆力减退等神经精神症状。因为各种不适，时常会影响早发性卵巢功能不全患者的正常社交，对患者心理是一个很大的打击，有研究结果显示，早发性卵巢功能不全患者的焦虑抑郁评分明显高于正常女性。

• 泌尿生殖道症状：由于雌激素分泌缺乏，患者会出现外阴瘙痒、阴道灼热感，阴道干涩，性交痛和尿痛、排尿苦难等泌尿生殖道症状。雄激素的缺乏也可引起性欲低下，性生活不和谐，对夫妻双方心理造成严重的影响。

• 骨密度的下降：早发性卵巢功能不全患者因为雌激素低下会出现骨密度降低，有时会伴有血脂、血压异常，甚至发生严重的心血管事件。

检查

目前上临床上主要采用卵巢储备功能作为评估及诊断的参考。

• 年龄：女性一生中的卵泡数量是固定的，随着年龄的增长不断减少，女性30岁以后生育能力开始下降，而从35岁以后，卵巢储备功能急剧下降，当超过40岁时卵巢低反应就更加明显，在诊断时年龄可作为一项参考依据。

• 月经周期：通常来说，相对于年龄，月经周期的改变对于早发性卵巢功能不全更具有诊断价值，月经周期长度（MCI）的缩短可以作为35以上女性卵巢衰老的标志。

• 实验室检查：基础内分泌检查、经阴道超声检查、血清AMH、遗传、免疫相关检查。

诊断标准

年龄<40岁，停经4个月以上或者月经稀发，至少2次血基础FSH>25IU/L（间隔>4周）。如果测血FSH水平在15~25IU/L，则为亚临床期早发性卵巢功能不全，属于早发性卵巢功能不全高危人群。

鉴别诊断

• 妊娠、生殖道发育异常：患者虽有闭经等症状，可以通过B超、实验室检查或妇科体格检查鉴别。

• 完全性雄激素不敏感综合征：患者血浆雄激素浓度正常，但靶组织对雄激素缺乏反应或反应不全，结果导致患者男性特征完全或部分丧失。性腺为睾丸，核型为46, XY。患者呈现女性外观，故导致闭经的错误判断。

• Asherman综合征：是由于妊娠或非妊娠子宫的创伤，导致子宫内膜基底层受损，使宫腔部分或全部闭塞从而导致月经异常、不孕或反复流产等。其本质是内膜纤维化。

• 多囊卵巢综合征：多囊患者也存在月经稀发，甚至闭经，但患者还合并痤疮、多毛、肥胖等症状，较易鉴别。

辨证论治

多数医家仍是把肾虚看作早发性卵巢功能不全的中医核心病机，除此之外冲任失调、肝郁、脾虚、瘀血。其中肾虚为本，素体血虚，或久病伤血，营血亏虚，或产育过多耗伤阴血肾精亏虚。肾精不足、进而影响冲任平衡、致使天癸早竭。因为肝肾同源，精血互生，肝气郁结或肝失濡养导致疏泄失常影响生殖功能，同时脾阳不足，不能温暖肾阳，阻碍了肾气化生。又因为脉络瘀滞，导致气血不畅，胞络不通，因此血海无以满盈。因此，本病主要病机为肾虚，兼有肝郁，脾虚、血瘀的病理变化。

（1）肝肾阴虚

【主要症状】月经量少、色红，质稠，经期提前。颧红唇赤，五心烦热，心烦心慌，虚烦不寐，腰膝酸软，头晕耳鸣，咽干。舌红，苔少，脉细数。

【治疗原则】滋补肝肾，调畅冲任。

【方药】养精种玉汤。

组成：当归、白芍、熟地黄、山茱萸。

方义：方中当归、白芍、熟地黄也是四物汤的主要成分，有滋阴补血之用，山茱萸补益肾精，全方共奏滋阴养血、养精调肾之功。若除阴虚表现以外，还有乏力，精神疲倦，可合用四君子汤；如果患者烦热盗汗明显可加女贞子、首乌滋阴补肾，加浮小麦敛汗补虚。

【针灸治疗】地机、十七椎、次髎、气海、关元、太溪、太冲、肾俞、太溪、天枢、中脘、大赫、复溜。

方义：行经期一方面去除瘀血，另一方面启动新周期，十七椎、次髎意在促进血行，活血化瘀，地机可调经止带，按摩此穴可以帮助调理气血。经后期选用气海、关元以养气调血、调理冲任二脉、温补肾阳，太溪以健脾补肾，太冲以行气活血，使气旺从而荣养胞宫。经间期局部艾灸关元以温经通脉，使阴阳转化，黄体功能健全，以利卵泡发育及排出。并加强对肾俞、太溪的灸法，滋养肾阴。经前期孕激素、雌激素下降，予针刺关元、气海益气养血、充实胞脉，促进子宫内膜充血增厚，中脘、大赫、天枢、复溜意在调气活血，通络散瘀，加快子宫内膜剥落。冲为血海，任主胞胎，二者相资，月事定时，以促进卵巢功能的恢复。

操作：常规针刺，平补平泻，每周3次，间隔1~2天，每次20分钟，3个月为1个疗程。

【家庭按摩穴位及手法】点按腹部及腰骶部反应点、足三里、三阴交、太溪，每天1次，每次10分钟。

（2）脾肾阳虚

【主要症状】月经后期，量时多时少，色淡质稀。面色晦暗，形寒肢体冷，腰膝酸软，腹胀，胃纳差，大便溏。舌淡苔白，脉沉细。

【治疗原则】补肾健脾，调理冲任。

【方药】温肾丸。

组成：熟地黄、山茱萸、巴戟天、当归、菟丝子、鹿茸、益智仁、生地黄、杜仲、茯神、山药、远志、续断、蛇床子。

方义：方中熟地黄、山茱萸、山药滋补肝肾，养血调经，使阳得阴助而生化无穷；鹿茸、巴戟天、菟丝子、蛇床子温肾壮阳，填精补髓；益智仁补肾涩精；茯神、远志健脾安神；若患者怕冷明显，还可适当辅以附子、肉桂。

【针灸治疗】十七椎、次髎、肾俞、膈俞、三阴交、太溪、足三里、脾俞。

方义：行经期用十七椎、次髎意在促进血行，活血化瘀；经后期选用肾俞、膈俞以补肾调血，三阴交、太溪以健脾补肾，使气旺从而荣养胞宫。局部以艾灸温经通脉，使阴阳转化，黄体功能健全，以利卵泡能更好发育及排出。足三里、脾俞、肾俞均使用艾灸，取其助阳化气，温补脾肾。

操作：常规针刺，平补平泻，足三里、脾俞、肾俞可配合温针灸，一周2~3次治疗，3个月为1个疗程。

【家庭按摩穴位及手法】腹部及腰骶部反应点，点按足三里、三阴交、太溪、关元，每天1次，每次10分钟。

（3）肾虚肝郁

【主要症状】月经先后期不定，经行不畅，经量时多时少。乳房胀痛，偶感胸胁满闷，少腹胀满不适。精神抑郁，心烦易怒。舌红，苔薄，脉弦。

【治疗原则】疏肝解郁，调经补肾。

【方药】开郁种玉汤。

组成：当归、白芍、白术、茯苓、牡丹皮、香附、天花粉。

方义：方中当归、白芍养血柔肝；白术、茯苓健脾养血；牡丹皮凉血活血；香附理气解郁；天花粉清热生津。全方共奏疏肝健脾、养血种子之功。乳胀有结块，加王不留行、橘核活血行滞；如梦多寐差，加炒枣仁、夜交藤宁心安神。

【针灸治疗】十七椎、肾俞、膈俞、三阴交、太溪、阳陵泉、太冲。

方义：行经期一方面去除瘀血，另一方面启动新周期，十七椎意在促进血行，活血化瘀。经后期选用肾俞、膈俞以补肾调血，三阴交、太溪以健脾补肾，使气旺从而荣养胞宫。局部以艾灸温经通脉，使阴阳转化，黄体功能健全，以利卵泡能更好发育及排出。肝郁肾虚加用阳陵泉、太冲调理胞脉。

操作：常规针刺，平补平泻，背俞穴可配合温针灸，1周2~3次，3个月为1个疗程。

【家庭按摩穴位及手法】点按腹部及腰骶部反应点、三阴交、太溪、关元，每天1次，每次10分钟。

（4）肾虚血瘀

【主要症状】月经后期，量少，甚或停经数月或数年，色紫夹块，经行腹痛。舌质暗，或舌边有瘀点瘀斑，脉涩或脉涩有力。

【治疗原则】滋阴补肾，活血化瘀。

【方药】归肾丸。

组成：熟地黄、山药、山茱萸、茯苓、当归、枸杞子、杜仲、菟丝子。

方义：熟地滋阴养血，益精填髓为主药；山茱萸滋补肝肾，涩精止遗，山药滋肾补脾，助君药滋阴之力，杜仲补肾阳，强筋骨，菟丝子补肾益精，共为臣药；枸杞子养阴补血，益精明目，当归补血调经，活血止痛，茯苓渗湿健脾，合为佐使药。全方以滋阴为主，兼补肾阳，共奏滋阴补肾之功。

【针灸治疗】百会、三阴交、地机、太溪、十七椎、次髎、膈俞、百会、关元、大赫、卵巢、肾俞、肝俞、复溜、太冲、合谷。

方义：肾俞、太溪、肝俞补益肝肾，太冲、合谷调畅冲任，根据月经周期不同辅以次髎、地机等穴。

操作：背俞穴以补益为主，可辅助温针灸或火龙灸，2周1次，余穴平补平泻，1周2~3次，3个月为1个疗程。

【家庭按摩穴位及手法】肾俞用擦法，点按太溪穴，每天1次。

高泌乳素血症

概述

机体受到内外环境因素（生理性或病理性）的影响，血中催乳激素（PRL）水平升高，其升高值达到或超过30ng/mL时，称高泌乳血症（hyperprolactinaemia，HPRL），临床上常出现月经量少、稀发，甚至闭经，伴溢乳、不孕或习惯性流产等；其典型的症状是闭经、泌乳和性腺功能减退，是青年女性月经不调和不孕的重要原因。

中医病名及病因病机

中医认为乳房属足阳明胃经，乳头位于足厥阴肝经。乳汁满溢、疏泄有赖于脾胃健运，肝气调达，肾精充足。故本病常因肝郁、脾虚、肾虚相互影响，导致气滞、痰浊、肝火及瘀血为患。清代《王旭高医案》记载："乳头属肝，乳房属胃，乳汁血之所化，无孩子而乳房膨胀，亦下乳汁，非血之余……乃不循其道为月水，反随肝气上入乳房变为乳汁。"并提出治疗原则："顺其气，清其火，熄其风，而使之下行。"经水与乳汁，皆为冲任气血所化，上行为乳，下行为经，经与乳同源。若冲任之气上逆，血不化经，上溢为乳，下则经闭。

病史

异常泌乳、月经紊乱等。

症状

• 月经失调–闭经；

• 溢乳；

• 不孕/习惯性早期流产史；

- 多毛;

- 肿瘤压迫症状。

检查

病史及体格检查、内分泌检查（PRL、其他相关内分泌指标）、泌乳素功能试验、医学影像学检查。

诊断标准

- 症状：月经稀发或闭经、非妊娠期或哺乳期泌乳、头痛、头胀、视野受损等。

- 血PRL测定：上午9~11时，在安静状态下取空腹血，至少2次血PRL>25ng/L，可确诊。

- 影像学检查：如血PRL>100ng/L，应进行CT或MRI检查，了解有无垂体微腺瘤或腺瘤。

- 视野检查：对怀疑有垂体肿瘤者应进行视野检查，了解有无视交叉或视束受压、破坏所致的视野缺损。

鉴别诊断

特发性高泌乳素血症、垂体肿瘤及其他颅内肿瘤均可以通过CT及MRI进行鉴别。

辨证论治

多数医家普遍认为郁怒伤肝，肝失条达，气机上逆，血不下注血海反而随气上逆化为乳汁，以致月经失调、乳汁外溢等。对于肝肾不足的患者，肝肾亏虚，冲任失养，则月经稀发以致闭经；肝肾不足，水不涵木，肝失疏泄，血随气逆乳房则溢乳。同时饮食失节或思虑伤脾，致脾胃虚弱，化源不足，以致月经后期甚至闭经脾不摄血，气血逆乱，血上行化为乳汁，以致乳汁外溢。而痰湿阻滞会使脾虚运化失司或嗜食肥腻，痰湿内生，经脉受阻，则月经后期甚或闭经。

（1）肝郁气滞

【主要症状】月经后期，经前乳房胀痛。食欲减退、烦躁易怒、郁闷、胸胁少腹胀满，情志不畅。口苦，舌红苔少，脉弦细。

【治疗原则】补肾疏肝解郁。

【方药】柴胡舒肝汤加减。

组成：陈皮（醋炒）、柴胡、川芎、香附、枳壳（麸炒）、芍药、甘草（炙）、白芍、丹参。

方义：方中以柴胡功善疏肝解郁，用以为君；香附理气疏肝而止痛，川芎活血行气以止痛，二药相合，助柴胡以解肝经之郁滞，并增行气活血止痛之效，共为臣药；陈皮、枳壳理气行滞，芍药、甘草养血柔肝，缓急止痛，均为佐药；甘草调和诸药，为使药。同时再辅以白芍、丹参，养血疏肝，诸药相合，共奏疏肝行气、养血调经之功。

【针灸治疗】三阴交、地机、太冲、太溪、十七椎、次髎、中脘、气海、关元、天枢、血海、归来、太溪、子宫。

方义：全方以疏肝为主要治疗指导思想，辅以序贯针刺的基础。太冲、三阴交疏肝理气，太溪、关元补气滋阴，局部穴位子宫改善盆底循环。

操作：太溪用灸法，余穴常规针刺，每周2~3次，3个月为1个疗程。

【家庭按摩穴位及手法】采用拇指揉按、掌擦法，将肝经穴、脾经穴、肾经穴作为主要推拿穴位，每日1次，每次10分钟。

（2）肝肾不足

【主要症状】月经后期，量少，色淡，或闭经，未哺乳却乳汁外溢。神疲乏力，腰膝酸软，眼睛干涩，脱发。舌瘦，色淡，脉沉细。

【治疗原则】养肝补肾。

【方药】六味地黄丸加减。

组成：熟地黄、山茱萸、牡丹皮、山药、茯苓、泽泻、黄精、淫羊藿、鸡血藤、甘草。

方义：方中重用熟地黄，滋阴补肾为君药。山茱萸补养肝肾，并能涩精；山药补益脾阴，共为臣药。三药相配，滋养肝脾肾，称为"三补"。但熟地黄的用量是山茱萸与山药两味之和，故以补肾阴为主，补其不足以治本。配伍泽泻利湿泄浊，并防熟地黄之滋腻恋邪；牡丹皮清泄相火，并制山茱萸之温涩；茯苓淡渗脾湿，并助山药之健运，鸡血藤补血调经。眼睛干涩，口苦明显可加入枸杞子、决明子，清肝明目。

【针灸治疗】三阴交、地机、太溪、中脘、气海、关元、天枢、血海、归来、太溪。

方义：除基本穴位不变之外，肝肾不足的患者，可加以艾灸，尤其是对太溪、肾俞的艾灸可以增强滋阴补肾之用。

操作：太溪用灸法，余穴常规针刺，每周2~3次，3个月为1个疗程。

【家庭按摩穴位及手法】采用拇指揉按、掌擦法，取太溪、复溜、肾俞，每日1次，每次10分钟。

（3）脾胃虚弱

【主要症状】月经后期，量少，色淡，或闭经，未哺乳缺乳汁外溢。神疲乏力，腹胀，食欲低下，少气懒言，大便稀。舌淡胖，苔少，脉沉。

【治疗原则】健脾和胃。

【方药】补中益气汤合八珍汤加减。

组成：黄芪、白术、陈皮、柴胡、人参、甘草、当归、熟地黄、山药、茯苓。

方义：方中黄芪味甘微温，入脾肺经，补中益气，升阳固表，故为君药。配伍人参、炙甘草、白术，补气健脾为臣药。当归养血和营，协人参、黄芪补气养血；陈皮理气和胃，使诸药补而不滞，共为佐药。山药、茯苓加强健脾之效。炙甘草调和诸药为使药。

【针灸治疗】中脘、气海、关元、天枢、血海、归来、太溪、天枢、中脘、大赫、复溜、关元、足三里。

方义：脾胃虚弱，主要表现为脾气、脾阳的不足，加以足三里的艾灸，可以增加脾胃运化功能，增加气血生化的来源。火龙灸是一种中医传统疗法，其强大的温阳作用可以使患者在短时间内阳气回升，但建议患者到三甲医院接受该治疗，以保证安全。

操作：基础处方不变，加艾灸足三里、脾俞，每周2~3次，3个月1个疗程，同时可以辅以火龙灸，每2周一次。

【家庭按摩穴位及手法】采用拇指揉按、掌擦法，取足三里、关元、中脘，每日1次，每次10分钟。

（4）痰湿阻滞

【主要症状】月经后期，量少，色淡质黏，或闭经，未哺乳缺乳汁外溢。腹胀腹痛，口黏，口臭，皮肤油腻，大便黏滞，小便黄。舌红苔腻，脉滑。

【治疗原则】化痰除湿。

方药举例：苍附导痰汤加减。

组成：苍术、香附、白术、陈皮、南星、茯苓、半夏、川芎、茯苓、石菖蒲、淫羊藿、葛根。

方义：方中苍术燥湿健脾为君药；白术补气健脾，燥湿利水；半夏、茯苓健脾化痰，半夏、南星燥湿化痰，共为臣药；佐以香附理气。诸药共奏健脾除湿、化痰通经之功。

【针灸治疗】中脘、气海、关元、血海、归来、天枢、中脘、大赫、复溜、关元、三阴交、阴陵泉、丰隆。

方义：针刺天枢、中脘可以增加脾胃运化功能，祛湿化痰。

操作：除基础穴位之外，重点加三阴交、阴陵泉健脾利水，调理肝肾，丰隆燥湿化痰，这类患者以实证居多，针刺治疗为主，可不用艾灸。每周2~3次，3个月为1个疗程。

【家庭按摩穴位及手法】采用拇指揉按、掌擦法，取丰隆、三阴交、阴陵泉，每日1次，每次10分钟。

黄体功能不全

概述

黄体功能不全（luteal phase deficiency，LPD）是指子宫内膜的组织学与月经周期的时间不一致，可能由于黄体分泌的孕激素不足或子宫内膜对卵巢甾体的反应不好所引起。临床上通常是指排卵后卵泡形成的黄体分泌功能不足而导致的孕激素水平低下、子宫内膜分泌不良等，临床表现为月经周期缩短、经前点滴出血、不孕或妊娠早期流产、复发性流产等。据报道，5.2%的女性有正常的排卵周期，但黄体期短于9天，通常24岁以前或超过45岁的女性中发生，其发生率在不孕病人中约为3.5%~20%，早期妊娠流产中为35%，习惯性流产中为4%~60%，但在能生育的女性中也有6%~10%有黄体功能不全，提示诊断标准仍有待商榷。

中医病名及病因病机

黄体功能不全在中医理论中属于"月经先期""不孕""胎动不安"等的范畴，中医学认为黄体功能不全与情志因素、生活方式及体质因素等引起的肾、肝、脾功能失常、气血冲任失调有关，最常表现为肾虚。肾虚是导致"肾-天癸-冲任-胞宫"生殖轴功能紊乱的主要发病原因，常常兼有血瘀、肝郁等。肾中精气有赖于水谷精微的化生及濡养，才能不断补充和成熟。肾气不足会影响天癸的成熟、分泌和冲任的充盈、通畅，导致黄体功能不全或减退。肝藏血主疏泄，肝失疏泄，冲任失和，胞宫不能摄精成孕。脾胃虚弱，不能化生精血，也可致冲任失养，导致该病产生。所以肾、肝、脾三脏功能失调，是引起本病的关键。

病史

月经周期缩短，或月经周期虽然正常，但卵泡期延长，黄体期缩短，经前点滴出血、不孕或妊娠早期流产、复发性流产等。

症状

月经周期缩短、经前不规则的少量出血、不育、早期流产等，以及导致该种情况的相应的疾病的临床表现。

检查

基础体温、子宫内膜活检、孕酮检测。

诊断标准

- 基础体温（BBT）测定：BBT为双相，高温相<10天，体温上升<0.3℃，

BBT曲线呈阶形缓缓上升或不稳定。

• 黄体中期血孕酮（P）测定：理论上这是一个较理想的观察指标，但其阈值标准目前尚不统一。此外，由于孕激素的释放也是脉冲型的，单次测定不能作出肯定的诊断，但连续测定价格昂贵且不便。有研究者将黄体中期的孕酮正常值定为10ng/mL时，诊断的特异性与敏感性皆在80%以上，建议当黄体中期测定孕酮水平<10ng/mL时，可高度怀疑该病。

• 子宫内膜活检：按照Noyes分期，子宫内膜组织相与月经期相差大于2天即可诊断，活检的时间应在预期月经前的1~2天。通常认为子宫内膜活检是评价黄体功能不全的金标准，但目前研究发现正常女性中也有高达25%的概率子宫内膜成熟延迟。

• 目前认为黄体功能不全并没有准确的诊断方法。以上的检测方法仅有一定的诊断价值。

鉴别诊断

可以加做B超检查，从形态学角度了解卵泡发育情况，排除未破裂卵泡黄素化综合征（LUFS）。

辨证论治

黄体功能不全不孕症的病因病机主要在于肾虚、肝郁、痰瘀。

（1）肾阳不足

【主要症状】月经先期，量少，色淡质稀。伴腰膝酸软，夜尿频。舌淡黯苔薄白，脉沉无力。

【治疗原则】温肾助阳。

【方药】归肾丸加减。

组成：熟地黄、山药、山茱萸、茯苓、当归、枸杞子、杜仲、菟丝子。

方义：方中山茱萸、熟地黄、枸杞子补肾养肝；菟丝子、杜仲补益肾气；山药、茯苓健脾调中；当归滋血调经。若患者阳虚明显，手脚冰凉，可适当辅以附子、肉桂温肾助阳。

【针灸治疗】关元、大赫、卵巢、肾俞、次髎、太冲、天枢、中脘、复溜、气海、腰阳关。

方义：整体针灸处方以温补为主，选肾俞、腰阳关，加大温肾阳的作用，通过针灸的直接刺激，可以改善局部卵巢的血流，改善卵泡发育，调整局部激素的释放。

操作：常规针刺，肾阳不足可加艾灸腰阳关、肾俞每周2~3次，3个月为1个疗程。或行火龙灸，2周1次。

【家庭按摩穴位及手法】采用拇指揉按、掌擦法，取三阴交、肾俞、腰阳关，每日1次，每次10分钟。

（2）肾虚血瘀

【主要症状】婚久不孕，月经先期量少，经期延长；经色淡黯或紫黑、有血块，腰膝酸软，经行小腹痛、拒按，血块排出后疼痛减。阴中干涩，或阴毛、腋毛稀疏脱落，性欲减退。面色晦黯，健忘恍惚。舌淡黯，有紫色斑点，苔少，脉细涩。

【治疗原则】活血化瘀，调理冲任。

【方药】少腹逐瘀汤加减。

组成：小茴香（炒）、干姜（炒）、延胡索、没药（研）、当归、川芎、肉桂、赤芍、杜仲、菟丝子、甘草。

方义：方用小茴香、肉桂、干姜味辛而性温热，入肝肾而归脾，理气活血，温通血脉；当归、赤芍入肝，行瘀活血；川芎、没药入肝，活血理气，使气行则血活；杜仲、菟丝子滋补肝肾，调节冲任。

【针灸治疗】中脘、气海、关元、天枢、血海、归来、太溪、肾俞、太冲、天枢、复溜。

方义：对于肾虚血瘀型的患者，除按照针刺序贯治疗，可加太溪行艾灸、温针灸以补肾温阳；加膈俞、膏肓活血化瘀，补肾调经。

操作：基础穴位仍行针灸序贯治疗，在不同月经周期选用艾灸太溪、肾俞，常规针刺血海、膈俞、太冲、肓俞。每周2~3次，3个月为1个疗程。

【家庭按摩穴位及手法】采用拇指揉按、掌擦法，取血海、膈俞、关元，每日1次，每次10分钟。

（3）肝郁血热

【主要症状】月经先期，量或多或少，经行不畅，经色鲜红。烦躁易怒，小腹胀痛，口苦咽干。舌红，苔薄黄，脉弦数。

【治疗原则】疏肝解郁，清热凉血。

【方药】丹栀逍遥散加减。

组成：牡丹皮、栀子、当归、白芍、柴胡、白术、茯苓、炙甘草、薄荷、仙鹤草、茜草。

方义：方中柴胡疏肝解郁，使肝气得以条达为君；白芍养血敛阴，柔肝缓急，当归养血和血，且可理气，甘草健脾益气，白芍与柴胡同用，补肝体而助肝用，使血和则肝和，血充则肝柔，共为臣药；白术、茯苓、甘草健脾益气，实土以抑木，且使营血生化有源，共为佐药；诸药合用，使肝郁得疏，血虚得养，脾弱得复。

【针灸治疗】合谷、三阴交、十七椎、次髎、关元、天枢、血海、归来、太溪、太冲。

方义：对肝郁血热患者，除采用针灸序贯疗法外，还可加太冲、侠白以泻肝热；三阴交、合谷调节气血冲任；肝俞点刺放血以疏肝泻热；加中下腹气海、关元的针刺，改善子宫局部血流，稳定激素水平。

操作：全方以常规针刺为主，平补平泻，1周2~3次，3个月为1个疗程。

【家庭按摩穴位及手法】采用拇指揉按、掌擦法，按摩血海、膈俞、关元，每日1次，每次10分钟。

（堵靖舒）

感染类不孕症

盆腔炎性疾病后遗症

概述

盆腔炎性疾病后遗症（sequelae of pelvic inflammatory disease，SPID）是由性传播感染或细菌感染引起的妇科疾病，是女性内生殖器及其周围组织常见的感染性疾病。盆腔炎性疾病（pelvic inflammatory disease，PID）是一种由性传播感染或细菌感染引起的妇科疾病，如果未能及时治疗或经久不愈，可能会引起严重的后遗症，严重影响妇女的生殖健康及生活质量。研究表明，10%~40%的未经治疗的盆腔炎症会发展成盆腔炎性疾病后遗症；而经过治疗的盆腔炎患者，其盆腔炎性疾病后遗症的发病率也有5%~20%，导致不孕的发生率为40%~60%，发生妊娠异位的概率是正常女性的8~10倍。

中医病名及病因病机

中医古籍中无盆腔炎性疾病的病名记载，根据其症候表现归属于"不孕""妇人腹痛""带下病""月经不调""癥瘕""痛经"等范畴。

本病病因较为复杂，主要涉及肾、肝、脾三脏，病理因素主要为湿、热、瘀、寒、虚，其中以湿热为主，主要病机由"湿热"等病邪蕴积于下焦所致。可概括为"虚实夹杂"，经行或产后气血亏虚，正气未能及时恢复，外邪乘机侵入冲任胞宫引起气机不利，冲任郁滞，聚结成瘀；或情志不畅，肝郁气滞，气瘀互结；或正气不足，病久不愈，气虚血瘀。

病史

盆腔炎性疾病后遗症患者大部分曾经患有过盆腔炎性疾病，但可能没有及时得到治疗，或者治疗不彻底，仍然存留着病原体或者炎症残留。

症状

• 因炎症的轻重及范围的大小不同而有所差异；轻者症状轻微或无症状，主要表现为发热、下腹痛，异常的阴道分泌物或阴道出血；病情严重者可出现高热、寒战、头痛欲裂、腹胀、呕吐、食欲不振等症状。

• 不孕：盆腔炎性疾病后遗症的患者可能在一段时间内没有受孕或无法怀孕，这往往是由于输卵管或者卵巢受损所致。盆腔炎性疾病后遗症患者若在尝试怀孕1年后仍未成功，应及时去医院检查。

• 慢性盆腔疼痛：盆腔炎性疾病后遗症会引起慢性的盆腔疼痛，这种疼痛不仅仅出现在月经期，而且还伴随着性交时的疼痛，以及排便时的疼痛等问题。

• 盆腔炎性疾病反复发作：盆腔炎性疾病后遗症患者局部的防御能力下降，可造成再次反复感染发作，约25%的盆腔炎性疾病患者可再次发作。

• 异味和增多的阴道分泌物：盆腔炎性疾病后遗症引起的感染会导致阴道分泌物的改变，出现异常分泌物、异味等症状，需引起重视。

• 异位妊娠：盆腔炎性疾病后遗症患者发生异位妊娠的风险比正常人群高，因为输卵管受损，影响受精卵的正常运输，从而导致异位妊娠的发生。异位妊娠常伴随着下腹痛、阴道出血、颈管压痛，病情危重，需要紧急治疗。

• 其他问题：当盆腔炎性疾病后遗症患者输卵管或者卵巢受损严重时，可能会出现不规则的月经周期或者月经失调、妇科出血等问题。

检查

• 盆腔超声检查：通过超声波来检查子宫、卵巢和输卵管等器官的大小、形状和位置以及是否有异常积液、囊肿或包块。盆腔炎性疾病后遗症在超声下表现为附件区增厚、输卵管壁增厚变硬，有一定的压痛感，输卵管内有液体积聚，卵巢囊肿，子宫内膜增厚或粘连，子宫形态变形或改变，盆腔积液，肠管粘连、卵巢粘连、输卵管粘连形成的包块以及脓肿等。

• 子宫输卵管造影术（HSG）：子宫输卵管造影术是通过向子宫输卵管内注入造影剂的方式，以X线或者B超等影像检查直接观察输卵管及盆腔的内部情况。盆腔炎性疾病后遗症在子宫输卵管造影术的表现为一侧或双侧的输卵管阻塞、管腔狭窄或有积液、扭转或变形。

• 腹腔镜检查：通过腹腔镜检查可以清晰地观察腹腔内的器官和组织，

包括卵巢、输卵管、子宫、膀胱等，可以发现某些病变和异常，如子宫肌瘤、卵巢囊肿、卵巢嵌顿、异位孕等。盆腔炎性疾病在腹腔下表现为阴道旁、子宫旁淋巴结、肠系膜淋巴结等处淋巴结显著肿大；子宫、卵巢、输卵管、直肠等盆腔器官充血；盆腔粘连，输卵管增粗、迂回，输卵管卵巢囊肿，严重时可导致输卵管粘连或被周围组织包裹，管壁坏死形成输卵管积脓。

诊断标准

盆腔炎性疾病后遗症的诊断多依靠病史、症状、体征、检查进行初步诊断，同时结合2002年美国疾病控制与预防中心推荐的盆腔炎性疾病诊断标准：基本标准+至少2条附加标准可诊断为盆腔炎性疾病后遗症。

基本标准

- 下腹压痛，伴有或无反跳痛；

- 单侧或双侧附件区压痛；

- 宫颈举痛。

附加标准

- 口腔体温超过38.3℃；

- 宫颈或阴道黏液脓性分泌物；

- 阴道分泌物显微镜检查有白细胞存在；

- 红细胞沉降率加快；

- 血C–反应蛋白水平升高；

- 实验室检查证实有宫颈淋病奈瑟菌或沙眼衣原体感染。

鉴别诊断

- 子宫内膜异位症：对患有盆腔炎性疾病者进行腹腔镜检查时发现，10%~50%的患者同时患者子宫内膜异位症。二者均具有不孕、痛经、广泛粘连及月经改变等表现。慢性盆腔炎患者痛经可随炎症逐渐减轻而好转或消失；子宫内膜异位症没有盆腔炎性疾病的病史，痛经明显且呈进行性加重，妇科检查时在子宫峡部和子宫直肠窝可触及不规则结节，触痛明显；形成内膜异位囊肿时，在附件区可扪及囊块。行B超或腹腔镜检查可明确诊断。

- 急性阑尾炎：二者均有身热、腹痛等症状，并伴有白细胞升高。二者的主要区别在于急性阑尾炎多局限于右下腹部，并伴有麦氏点压痛、反跳痛。盆腔炎性疾病的腹痛在下腹部的两侧，病位较低，常伴有月经异常；急性阑尾炎腹腔镜下可见阑尾及回盲部粘连，阑尾增粗、迂曲、固定。

- 卵巢肿瘤：盆腔炎性疾病后遗症包块与周围粘连、有压痛、活动度差，应与卵巢肿瘤相鉴别。前者有盆腔炎病史，包块多为囊性、与周围粘连，而卵巢癌包块多为实性，质地硬，表面不光滑，子宫直肠窝可扪及不规则结节，疼痛与月经周期变化无关，B超、CT、CA-125、腹腔镜及活组织病理检查等有助于鉴别。

- 卵巢囊肿：各年龄阶段均可发生卵巢囊肿，但以20~50岁的中年女性最为多见。盆腔炎性疾病后遗症包块有盆腔炎病史，包块肿块呈腊肠型，囊性度大，囊壁薄，周围有粘连，活动受限。而卵巢囊肿常无盆腔炎病史，卵巢囊肿多为圆形或椭圆形，活动自如，周围无粘连。B超有助于鉴别。

- 异位妊娠：异位妊娠是指受精卵在子宫外着床，如输卵管、卵巢、子宫颈或腹腔内。它可能会引起严重的内出血和卵巢破裂，甚至危及生命。异位妊娠通常会导致阴道出血、腹痛，甚至休克等症状。异位妊娠通常在怀孕期间发生，而盆腔炎性疾病后遗症则是由盆腔炎症感染所引起。两种情况的症状也不同，异位妊娠表现为阴道出血和腹痛，盆腔炎性后遗症则表现为慢性盆腔疼痛、性交疼痛、不孕不育等。

辨证论治

盆腔炎性疾病后遗症病程较长，迁延难愈，有慢性盆腔炎病史。辨证时应注意疼痛的部位、性质、程度，是否发热，阴道分泌液的量、色、质，气味等征象；其次根据伴随症状及舌脉等辨其寒热虚实；最后结合全身症状、病史及其他检查以排除其他疾病。

盆腔炎性疾病后遗症以湿热瘀阻、气滞血瘀、寒凝血瘀、气虚血瘀证较为多见，治疗原则以祛湿清热为主，佐以活血祛瘀、行气止痛、温经散寒、益气健脾等法。

（1）湿热瘀阻

【主要症状】腰骶或腹部酸痛，疼痛固定拒按，行经或劳累时加重，午后低热，体倦乏力，纳差，带下量多、色黄、质稠、气味重，经色暗红有块，小便短黄，大便干结。舌红苔黄腻，脉滑数。

【治疗原则】清利湿热，化瘀通络。

【方药】清热调血汤。

组成：当归、川芎、白芍、生地黄、黄连、香附、桃仁、红花、延胡索、牡丹皮、蓬莪术。

方义：方中黄连清热解毒；香附、延胡索行气止痛，行气活血；当归、川芎、白芍、生地黄、桃仁、红花、蓬莪术活血散瘀；生地黄、牡丹皮清血分之热。湿浊较重者，见舌苔厚，常加芳香化浊之品如佩兰、藿香等；带下量较多、色黄、黏稠臭秽或赤白带，甚或五色带下加天葵子、土茯苓、金银花等以清热解毒除湿；情志失畅时加枳壳、川楝子、郁金等以行气解郁；触及包块加三棱、土鳖虫等以破血行气。

【针灸治疗】足三里、阴陵泉、中极、关元、子宫、归来、水道、三阴交、气海、血海、中脘、太冲。

方义：足三里、阴陵泉、中极、关元、子宫、归来行气通络，健脾利湿，缓解炎症；三阴交、气海、血海活血化瘀，消肿止痛。中脘、太冲疏肝调脾。

操作：足三里、关元、气海等常规针刺1~1.2寸；中极向下斜刺，使针感传至耻骨联合下为宜；可进行提插或捻转等手法，使患者有酸胀感为宜，水道、归来可加电针。每次15~20分钟，每周1~2次，连续治疗3~4周。

【家庭按摩穴位及手法】患者仰卧，双膝屈曲，先进行常规腹部按摩数次，再点按气海、关元、血海、三阴交各半分钟，然后双手提拿小腹部数次，痛点部位多施手法。

（2）气滞血瘀

【主要症状】小腹胀痛或刺痛，平素情志抑郁不舒则疼痛加重，经行腹痛，带下量多，或经行量少，夹有血块，瘀块排除后痛减，经前乳房胀痛，心烦易怒，大便不畅。舌暗或有瘀点瘀点，脉弦涩。

【治疗原则】理气活血，散瘀止痛。

【方药】柴胡疏肝散。

组成：陈皮、柴胡、川芎、香附、枳壳、白芍、甘草。

方义：方中以柴胡、香附理气疏肝而止痛；川芎活血行气以止痛；陈皮、枳壳理气行滞；白芍、甘草养血柔肝，缓急止痛；甘草调和诸药。若胁肋痛甚者，加郁金、青皮、当归、乌药等以增强其行气活血之力；肝郁化火者，加山栀、黄芩、川楝子等以清热泻火。

【针灸治疗】三阴交、气海、血海、膈俞、肝俞、关元、中极、子宫、太冲、外关、足三里、内关、次髎。

方义：三阴交、气海、血海、膈俞、肝俞活血化瘀；关元、中极、子宫、太冲、外关疏通经络、调畅气机；足三里、内关、次髎消炎止痛。

操作：三阴交、气海、血海、膈俞等常规针刺1~1.2寸；中极向下斜刺，使针感传至耻骨联合下为宜；可进行提插或捻转等手法，使患者有酸胀感为宜；血海、膈俞可加温针灸。每次15~20分钟，每周1~2次，连续治疗3~4周。

【家庭按摩穴位及手法】患者仰卧位，双膝屈曲，使用拇指和食指，轻轻按摩肚脐周围的穴位，如关元、中极、子宫等，按压长强、足三里等穴，可以刺激督脉，使气血行畅。

（3）寒凝血瘀

【主要症状】下腹冷痛坠胀或刺痛，得温则舒，喜温喜按，腰骶酸痛，经前乳房胀痛，月经后期量少、色黯、有血块，带下量多、色白、质清稀、无臭，小尿清长，大便稀溏，舌淡紫带瘀，脉涩。

【治疗原则】温经散寒，活血化瘀。

【方药】少腹逐瘀汤。

组成：小茴香、干姜（炒）、延胡索、没药（研）、当归、川芎、肉桂、赤芍、生蒲黄、五灵脂（炒）。

方义：方用小茴香、肉桂、干姜味辛而性温热，入肝肾而归脾，理气活血，温通血脉；当归、赤芍入肝，行瘀活血；蒲黄、五灵脂、川芎、延胡索、没药入肝，活血理气，使气行则血活，气血通畅故能止痛。虚寒较重，加附子以温经散寒；若带下清稀，加山药、车前子等以健脾祛湿；见少腹疼痛拒按，加三棱、姜黄等以行气活血；少腹胀甚，加木香、莪术、青皮等以疏肝破气；见崩漏，加三七、茜草等以化瘀止血。

【针灸治疗】周荣、足三里、关元、气海、子宫、中脘、三阴交、膈俞、肝俞、命门、腰阳关、肾俞。

方义：周荣生发脾气，缓急止痛，配以足三里健脾和胃，补中益气。三阴交、膈俞、肝俞活血化瘀，调理气血；关元、气海、子宫、中脘调理冲任，行气止痛；命门、腰阳关、肾俞补肾散寒止痛。

操作：三阴交、足三里、中脘、子宫等常规针刺1~1.2寸；周荣向下斜刺；可进行提插或捻转等手法，使患者有酸胀感为宜；气海、足三里等穴可加温针灸。每次15~20分钟，每周1~2次，连续治疗3~4周。

【家庭按摩穴位及手法】患者仰卧位，用掌心按压或者手指揉搓腹部穴位，同时配合用掌心振拍几下，有利于气血疏通。

（4）气虚血瘀

【主要症状】下腹隐痛，绵绵不绝，时有刺痛感，痛引腰骶，经行加重，量多有血块，白带量少、色淡。头昏嗜睡，气短无力，心悸健忘。舌淡红，苔薄，脉细涩。

【治疗原则】益气养血，活血祛瘀。

【方药】理冲汤。

组成：生黄芪、党参、白术、生山药、天花粉、知母、三棱、莪术、生鸡内金。

方义：方中用三棱、莪术以消瘀血；党参、生黄芪以补气生血；天花粉、知母滋阴退热；生鸡内金健脾消食；山药、白术健脾补中。虚热者，加生地黄、天冬等以滋阴清热；瘀血甚者，加生水蛭、土鳖虫等以破血逐瘀；若患者身体羸弱，脉象虚数，去三棱、莪术。

【针灸治疗】关元、气海、神阙、三阴交、足三里、子宫、中极、水道、肾俞、膻中、中府、血海、膈俞。

方义：三阴交、中府、肾俞、关元、气海调理冲任，益气补血；足三里、神阙、膻中、血海、膈俞益气固表，行气活血；神阙、肾俞补肾益气；子宫、中极、水道消炎止痛。

操作：三阴交、足三里、子宫、中极、水道、肾俞等常规针刺1~1.2寸；中极向下斜刺，使针感传至耻骨联合下为宜；可进行提插或捻转等手法，使患者有酸胀感为宜；气海、足三里、肾俞、关元等穴加温针灸。每次15~20分钟，每周1~2次，连续治疗3~4周。

【家庭按摩穴位及手法】掌摩关元3~5分钟，按揉中极、三阴交各50~100次；掌振下腹部2~3分钟，滚按腰骶部5~10分钟，用拇指指端按揉肾俞、命门各100次，大椎50次，掌按并擦热腰骶部处。

阴道炎、宫颈炎

概述

阴道炎、宫颈炎是常见的妇科疾病。阴道炎指阴道黏膜发生炎症的疾病，可分为细菌性阴道炎、念珠菌性阴道炎、滴虫性阴道炎等多种类型；宫颈炎是指宫颈黏膜发生炎症的疾病，可分为急性宫颈炎、慢性宫颈炎等。相关资料显示，我国已婚育龄女性中生殖道感染率为42.1%，对女性的身心健康构成了严重威胁，治疗不及时可能会引起慢性盆腔炎、不孕症等并发症，已成为我国女性面临的公共健康问题。

中医病名及病因病机

阴道炎、宫颈炎在中医学中属于"带下病""阴痒""阴肿"等范畴。阴道炎的发病机制主要是阴道内细菌、真菌、滴虫等病原体的生长繁殖，导致阴道内环境失调，黏膜受损，引起炎症反应；宫颈炎的发病机制主要是由于宫颈黏膜受损，病原体易于侵入，引起炎症反应。中医学认为阴道炎、宫颈炎的发生与"湿邪"密切相关，主要病机是由于肝、脾、肾功能失调，水湿不能及时代谢，滞留于盆腔内，湿气刺激局部组织而发生炎症所致。

病史

• 妇科病史：一些关联因素也容易导致阴道炎，例如患有子宫内膜异位症、宫颈糜烂、输卵管炎、子宫肌瘤、卵巢囊肿等疾病，容易导致阴道内部的炎症或加重症状。

• 不规律的性生活，尤其是存在无保护性行为或有多个性伴侣，或经期不禁房事。

• 免疫功能低下是阴道炎常见的诱因，例如人体免疫力健康状态不佳，长期服用免疫抑制剂等。

• 不良的生活习惯：如随意服用抗生素或氯己定等药物，经期卫生巾更换不及时等。

症状

阴道炎、宫颈炎的主要症状是白带量增多。

阴道炎的症状包括外阴瘙痒、阴道分泌物增多、异味、疼痛、灼热感等。外阴瘙痒是阴道炎最常见的症状之一，患者会感到瘙痒、灼热、刺痛等不适。阴道分泌物异常也是阴道炎常见症状之一，如阴道分泌物增多、异味、颜色异常等。阴道炎还会引起性交不适、疼痛甚至有出血等，或兼有尿频尿急尿痛等特点。

宫颈炎的症状包括白带呈乳白色黏液状，或淡黄色脓性；宫颈疼痛和不适感，有时疼痛会在性交时加重，甚至性交出血。

检查

◆ 阴道炎

• 妇科检查：主要表现为阴道黏膜红肿、充血、分泌物增多、异味，严重者有散在出血点等。阴道黏膜红肿、充血是阴道炎的主要体征之一，是由炎症反应导致的。分泌物增多、异味也是阴道炎的常见体征之一，是由病原体感染导致的。

• 其他检查：阴道分泌物涂片检查、阴道pH值测定、阴道分泌物培养等检查可帮助确定阴道炎的类型和病因。阴道分泌物涂片检查可以确定阴道炎的类型，如细菌性阴道炎、念珠菌性阴道炎、滴虫性阴道炎及宫颈癌前病变等。阴道pH值测定可以确定阴道内环境的酸碱度，如阴道pH值>4.5，则可能是细菌性阴道炎。阴道分泌物培养可以确定阴道炎的病原体。

◆ 宫颈炎

• 妇科检查：主要表现为宫颈黏膜充血、肿胀，严重者有散在出血点或宫颈柱上皮外移形成"糜烂面"等。宫颈黏膜充血、肿胀或糜烂是宫颈炎的主要体征之一，是由炎症反应导致的。分泌物增多是由病原体感染导致的。

• 阴道镜检查：采用阴道镜检查可以更好地观察阴道内部情况，发现某些肉眼无法发现的病变，在可疑部分行定位活检，可提高确诊率。

• 人乳头瘤病毒（HPV）检测：HPV检测可以确定宫颈炎的发生是否与HPV感染有关。HPV感染是宫颈癌的高危因素之一，可以通过检测女性体内是否有HPV感染，来评估是否出现宫颈癌前病变的风险。

• 宫颈活检：用于宫颈可疑癌变或是宫颈刮片有可疑的细胞等，可以确定宫颈炎的病因，如宫颈癌、宫颈息肉等，可以明确诊断，确定治疗方法。宫颈活检是确诊宫颈癌最可靠的依据。无论是早期或晚期宫颈癌，都必须通过本项目检查以确定癌肿的病理类型和细胞分化程度。

鉴别诊断

• 阴道炎与宫颈炎的鉴别

①症状不同：阴道炎以阴道瘙痒、灼热感、异常阴道分泌物增多、异味等为主要症状；宫颈炎以宫颈疼痛、异常宫颈出血、性交痛、白带异常等为主要症状。

②检查项目不同：阴道炎检查包括阴道分泌物涂片检查、阴道镜检查等；宫颈炎的检查包括宫颈涂片检查、宫颈活检、宫颈镜检查等。

③炎症原因：阴道炎的常见病因包括细菌感染、真菌感染、滴虫感染等；

宫颈炎的常见病因包括性传播感染，如HPV感染、真菌感染等。

• 阴道炎与子宫内膜炎的鉴别

①阴道炎：阴道炎是阴道黏膜的感染或炎症，通常由细菌、真菌或寄生虫引起。最常见的细菌感染是念珠菌感染（酵母菌感染）和细菌性阴道病。

②子宫内膜炎：子宫内膜炎是子宫内膜的感染或炎症，通常由细菌引起。最常见的细菌是性传播疾病（如淋病和沙眼衣原体）引起的细菌感染，主要症状包括下腹部疼痛、发热、异常阴道出血、性交疼痛、月经不规律等。

• 宫颈炎和子宫内膜炎的鉴别

①炎症位置不同：宫颈炎发生在宫颈上皮和黏膜；子宫内膜炎主要发生在子宫内膜。

②症状不同：宫颈炎以宫颈疼痛、异常宫颈出血、性交痛、白带异常等为主要症状；子宫内膜炎以下腹疼痛、不规则子宫出血、痛经、性交痛等为主要症状。

③检查方式不同：宫颈炎的检查主要包括宫颈涂片检查、宫颈活检、宫颈镜检查等；子宫内膜炎的检查主要包括子宫内膜组织检查、盆腔超声检查等。

辨证论治

首先应根据外阴瘙痒的情况，阴道分泌物的量、色、质、气味及全身症状进行辨证；其次结合舌脉等辨其寒热虚实；最后结合病史及其他检查排除其他疾病。阴道炎、宫颈炎根据其临床表现可以分为湿热下注、热毒蕴结、阴虚夹湿、脾气虚、肾阳虚等证型。治疗原则以祛湿止带为主，佐以清热解毒、清利湿热、健脾祛湿、滋阴清热、温肾助阳等法。

（1）湿热下注

【主要症状】带下量多，色黄、质黏稠，其气臭秽；或带下色白质黏，如豆腐渣状，外阴瘙痒，下腹胀痛。胸闷口腻，纳差，小便黄少。舌红，苔黄腻或厚，脉濡数。

【治疗原则】清利湿热止带。

【方药】止带方。

组成：猪苓、茯苓、车前子、泽泻、茵陈、赤芍、牡丹皮、黄柏、栀子、牛膝

方义：方中猪苓、茯苓、车前子、泽泻利水渗湿止带；赤芍、牡丹皮清热，凉血活血；黄柏、栀子、茵陈泻热解毒，燥湿止带；牛膝利水通淋，引诸药下行。若下腹胀痛明显，月经不调，经量较少，加香附、木香、延胡索等；腰酸腹胀，手脚发凉，加干姜、附子、肉桂等；白带黄稠，腰酸腹胀，口干、口苦，加龙胆草、车前草等。

【针灸治疗】足三里、关元、气海、神阙、阴陵泉、丰隆、地机、蠡沟、水道、归来。

方义：足三里、关元、气海、神阙合用，可行温通经络，活血化瘀，祛湿止痛；阴陵泉、丰隆、地机益气健脾，祛湿利水；蠡沟、水道、归来疏肝理气，祛湿止痒。

操作：足三里、关元、气海、大椎、阴陵泉、丰隆、地机等常规针刺1~1.2寸；蠡沟向上平刺；可进行提插或捻转等手法，使患者有酸胀感为宜，足三里可加电针；神阙可加隔盐灸。每次15~20分钟，每周1~2次，连续治疗3~4周。

【家庭按摩穴位及手法】用手掌轻轻按揉腹部，做顺时针方向的圆周运动，以疏通经络，舒缓症状；再使用揉、捏、滚法在腰部周围进行按摩，促进气血循环，减轻症状；最后用拇指按压或旋转按摩足三里、关元、气海、阴陵泉等穴，以清热解毒，疏通经络，缓解湿热症状。

（2）热毒蕴结

【主要症状】带下量多，赤白相间，或五色杂下，或如脓样，臭秽难闻。小腹作痛，腰骶酸痛，烦热胸闷，口苦咽干，小便短赤，大便干结。舌红，苔黄干，脉数。

【治疗原则】清热解毒，除湿止带。

【方药】五味消毒饮。

组成：金银花、野菊花、蒲公英、紫花地丁、天葵子。

方义：方中金银花、野菊花清肝胆之火，清热解毒散结；蒲公英、紫花地丁清热解毒；天葵子利水通淋，泻下焦之湿热。热重加黄连清泄热毒；血热毒盛加赤芍、牡丹皮、生地黄等凉血解毒；积液多、炎症严重加败酱草、红藤；腹痛甚加赤芍、牡丹皮、红花、乳香、没药；尿频、尿痛、尿急加滑石。

【针灸治疗】足三里、关元、太溪、气海、三阴交、子宫、手三里、曲池、阴陵泉。

方义：足三里、曲池、手三里清热泻火，益气健脾，消炎镇痛，增强机体免疫功能；关元、气海、子宫益气活血，调理气血平衡；太溪滋阴补肾，通络利水；三阴交、阴陵泉健脾祛湿，消除炎症。

操作：足三里、关元、气海、阴陵泉、太溪常规针刺1~1.2寸；气海、子宫、手三里针刺1.5~1.8寸；可进行提插或捻转等手法，使患者有酸胀感为宜，阴陵泉、三阴交可加电针。每次15~20分钟，每周1~2次，连续治疗3~4周。

【家庭按摩穴位及手法】先用手掌拍打，或拨动整个腹部，以疏通经络、促进血液循环，消散热毒；再点按或揉按足三里、阴陵泉、三阴交等穴，以清热解毒，疏通经络；最后用拇指或食、中二指轻轻点按或按压骨盆区域的穴位，如中脘、关元、五枢、子宫等穴，有助于调理气血，减轻炎症。

（3）阴虚夹湿

【主要症状】带下量多，色黄或赤白相间、质黏、无臭，阴部干涩不适或灼热感。头目眩晕、面部烘热，五心烦热，头晕耳鸣，颧赤唇红，腰膝酸软。舌红，少苔，脉细数。

【治疗原则】滋阴清热止带。

【方药】知柏地黄丸加芡实、金樱子。

组成：知母、熟地黄、黄柏、山茱萸（制）、山药、牡丹皮、茯苓、泽泻、芡实、金樱子。

方义：方中重用熟地黄滋阴补肾，益精填髓；山茱萸、山药补肾固精，益气养阴；知母甘寒质润，清虚热，滋肾阴；黄柏苦寒，泻虚火，坚真阴，配合熟地黄以滋阴降火，泻下焦之火；茯苓健脾渗湿，泽泻利水清热；牡丹皮清热凉血。湿热较甚加黄连、龙胆草、金银花等以清热利湿；腰膝酸软、颧赤口渴、盗汗加熟地黄、枸杞子、山药等以滋阴补肾；热毒炽盛加连翘、金银花、板蓝根等以清热解毒。

【针灸治疗】足三里、关元、太溪、神阙、下巨虚、内关、阴陵泉、丰隆、三阴交、子宫、中极、水道、归来。

方义：足三里、阴陵泉、丰隆、下巨虚补益脾胃，调理湿气；关元、子宫、中极可调理气血，滋养子宫；太溪、三阴交滋阴补肾，清热利湿；神阙温经散寒，调理子宫；水道、归来祛湿利水。

操作：足三里、关元、太溪、阴陵泉、下巨虚、丰隆均为常规针刺1~1.2寸；中极向下斜刺，使针感传至耻骨联合下为宜；可进行提插或捻转等手法，使患者有酸胀感为宜；水道、归来可加电针；神阙可加隔盐灸。每次15~20分钟，每周1~2次，连续治疗3~4周。

【家庭按摩穴位及手法】先用手掌沿顺时针方向轻轻按揉腹部，或拨动整个腹部，以疏通经络、促进气血通畅，滋养阴液；再用掌揉法按揉肾俞、命门、腰阳关、次髎等腰骶部腧穴，以滋养肾阴，清热祛湿；最后点按或旋转揉按腹部穴位，如中极、俞府、天枢、子宫等穴，有助于滋养脾胃，清热祛湿。

（4）脾气虚

【主要症状】带下量多，色白或淡黄，稀薄如水，绵绵不断。头晕耳鸣，面白或萎黄，神疲乏力，畏寒肢冷，纳少便溏，小便频数，夜间尤甚。舌质淡，苔白或腻，脉沉弱。

【治疗原则】补脾疏肝，化湿止带。

【方药】完带汤。

组成：白术、山药、人参、白芍、车前子、苍术、甘草、陈皮、黑芥穗、柴胡。

方义：方中白术、山药补脾祛湿，使脾气健运；山药固肾止带；人参补中益气；苍术燥湿运脾，柴胡、芥穗、白芍柔肝理脾；车前子利湿清热；陈皮理气燥湿；甘草调药和中。若湿热，带下兼黄色者，加黄柏、龙胆草等以清热燥湿；有寒湿，小腹疼痛者，加炮姜、盐茴香等以温中散寒；腰膝酸软者，加杜仲、续断等以补益肝肾。

【针灸治疗】足三里、足五里、关元、太溪、气海、三阴交、公孙、内关、隐白、天枢、俞府、子宫。

方义：足三里、足五里补益脾胃，调理气血；关元、子宫、气海补充气血，调理冲任；三阴交、俞府理脾肾阳气，温经活血；公孙、内关、隐白补脾益气，固冲止带。

操作：足三里、关元、气海、太溪、三阴交、内关等常规针刺1~1.2寸；隐白、公孙针刺0.5~0.8寸；可进行提插或捻转等手法，使患者有酸胀感为宜，天枢、俞府可加电针，气海可加温针灸；每次15~20分钟，每周1~2次，连续治疗3~4周。

【家庭按摩穴位及手法】先用手掌温热的方式顺时针方向按揉腹部，重点在脾经循行位置按摩，以益气健脾，促进血液运行；点按或揉按气海、足三里、三阴交、地机等穴位，以健脾益气补血；最后提拿腿部，双手托住小腿，从踝关节开始，用力平稳地向上提拿，激活腿部经络，促进气血循环。

（5）肾阳虚

【主要症状】带下量多，量白质稀或稀薄如水，终日淋漓不断。头晕耳鸣，腰痛如折，四肢不温，小腹疼痛，小便清长，大便溏薄，面色晦暗。舌质淡润，苔薄白，脉沉细。

治疗原则：补肾助阳，固冲止带。

方药举例：内补丸。

组成：熟地黄、当归、山茱萸、阿胶、香附、木耳炭、人参、生黄芪、炒白术、黑芥穗、生甘草。

方义：方中人参、黄芪、熟地黄，补气添精以摄经血；白术、当归、山茱萸、阿胶养血健脾；芥穗炭、木耳炭止血；香附疏肝解郁。肝气偏盛者，加炒白芍、生龙骨、生牡蛎等养阴平肝；胸胁不舒者，加柴胡、苏梗等疏肝理气；失眠心悸者，加远志、桂圆肉、五味子等安神定志；出血量多者，加三七、黑芥穗等止血归经。

【针灸治疗】关元、气海、足三里、肾俞、命门、腰阳关、脾俞、天枢、俞府、大肠俞。

方义：关元、肾俞、腰阳关、脾俞、俞府补益肾阳，温中暖宫；气海、脾俞温中益气；天枢、足三里补益脾胃，增强体质；肾俞、大肠俞、命门补肾益气，温肾助阳。

操作：关元、气海、足三里、肾俞、命门、腰阳关、脾俞、天枢、俞府等常规针刺1~1.2寸；可行提插或捻转等手法，使患者有酸胀感为宜，天枢、俞府可加电针；肾俞、大肠俞可以加温针灸。每次15~20分钟，每周1~2次，连续治疗3~4周。

【家庭按摩穴位及手法】先用热毛巾敷于腰部，保持温热感，以温补肾阳，促进血液循环；再双手半握空拳，以小鱼际从腰部自下而上、由内向外按揉，以温补肾阳，促进肾气的存留；最后用拇指或食、中指按揉关元、气海、足三里、三阴交、太溪等穴，以温补肾阳，调理气血。

（尹国臣）

器质性不孕症

子宫肌瘤

概述

子宫肌瘤又名子宫平滑肌瘤，为女性内生殖器官中最常见的良性肿瘤，由平滑肌及结缔组织构成。常引起异常子宫出血，如月经异常、下腹包块、白带增多、腹痛，甚至不孕或流产，部分患者无显著症状。子宫肌瘤对女性生殖影响主要表现为受孕不易、受孕后易流产或反复流产。临床上根据子宫肌瘤所处的不同肌壁，将子宫肌瘤分为黏膜下肌瘤、浆膜下肌瘤、肌壁间肌瘤。其中，黏膜下肌瘤、肌壁间肌瘤对子宫正常生理结构、女性生育力造成不同程度的影响。

子宫肌瘤所致自然流产率（自然妊娠丢失率）达14%~69%，并发不孕症概率达27%，子宫肌瘤所致不孕占女性不孕症的1%~2.4%。有研究结果显示，子宫肌瘤发病率为5.4%~77%，育龄期发病率为20%~40%，30岁以上的女性中有20%~50%患子宫肌瘤，子宫肌瘤大部呈现为激素依赖性肿瘤，肌瘤随月经绝止逐渐缩小。近年来，育龄期发病率呈上升趋势，年龄、既往史（妇科炎症史、生育史）、家族病史、饮食生活习惯、社会环境、心理精神因素等都成为子宫肌瘤的危险因素，严重影响女性身心健康及生活质量。

中医病名及病因病机

"子宫肌瘤"在中医学中属"癥瘕"范畴。《诸病源候论·癥瘕病诸候》云："其病不动者，名为癥，若病虽有结瘕而可推移者，名为瘕。"癥者，坚硬而成块，固定不动，痛有定所，病属血分；瘕者，积块不坚，推之可动，痛无定所，病属气分。本病的发生多为机体正气亏虚，风暑湿燥寒之邪内侵，或七情、饮食、房事所伤，气血阴阳、脏腑功能失调，导致气滞、痰湿、湿热、瘀血等病理产物聚结于冲任、胞宫、胞脉，久而冲任损伤、胞脉受阻、瘀滞胞宫，胎孕不受以致不孕。

病史

月经周期缩短、经量增多、经期延长及不规则出血等，白带增多、有异味，腹痛、腰骶部酸痛，尿频、排尿压迫感。

症状

月经量多、经期延长、不规则出血是子宫肌瘤典型的临床表现，伴下腹部的肿块疼痛或压迫症状、盆腔充血、水肿等。

检查

• 一般检查：观察皮肤的颜色，是否存在贫血；检查腹部是否异常隆起、出现包块，若有异常隆起，应检查其包块形状是否规则、活动度及柔软度、有无压痛；检查患者一般情况、身高、体重、第二性征发育、体毛分布、有无异常分泌物等。

• 妇科检查：通过双合诊、三合诊感知盆腔内是否触及炎症、异常包块，了解子宫肌瘤大小、位置、质地、活动度及是否与周围组织粘连；子宫肌瘤所致不孕时常见子宫增大质硬或表面不平；浆膜下肌瘤可在子宫表面扪及1个或数个结节状球形突起，质硬；黏膜下肌瘤质地较硬可使宫口开大，表面光滑圆形；肌壁间肌瘤表面不规则，呈单个或多个结节状突起伴子宫大于正常。

• 辅助检查：

①影像学检查：对子宫肌瘤行B超、CT、MRI等影像学检查有助于诊断。

②宫腔镜检查：了解子宫肌瘤的生长状态和子宫肌瘤对宫腔的压迫，判断宫腔深度及形态，确定黏膜下肌瘤大小、位置。诊断性刮宫，通过病理检查明确黏膜下肌瘤性质，探测宫腔内凸凹程度、宫腔的长度变大、宫腔增生等。

③实验室检查：血清生殖内分泌激素测定。

④子宫输卵管造影：能显示黏膜下肌瘤的大小和数目。

⑤腹腔镜检查：通过腹腔镜微创手术判断肌瘤来源和性质。

鉴别诊断

• 子宫肌瘤：月经不正常史，月经过多经期延长，伴腹痛或压迫症状；妇科检查子宫增大、质硬、表面不平，B超检查可见实质性包块。

• 妊娠子宫：停经史，早孕反应，子宫随停经月份增大变软；尿或血HCG测定、B超检查可辅助诊断。

• 卵巢肿瘤：多无月经改变，肿物位于子宫一侧；B超、腹腔镜检查可见肿物位于卵巢。

• 子宫腺肌病：月经增多，伴渐进性痛经史，子宫均匀增大（≤3个月妊娠）；B超有助于诊断，诊断性刮宫病理检查可明确诊断。

• 子宫肉瘤：老年妇女多发，生长迅速；活组织检查可明确诊断。

• 子宫内膜癌：老年妇女好发，绝经后阴道流血，子宫呈均匀增大或正常，质软；分段诊刮有助明确诊断。

• 宫颈癌：阴道不规则流血、接触性出血；B超、宫颈细胞学刮片检查、宫颈活检可鉴别。

• 陈旧性宫外孕：停经史，既往不规则阴道流血，伴腹痛，子宫大小与停经月份不符；B超检查可见一侧附件区实质性包块。

辨证论治

立足于本病病机，根据患者寒热虚实属性不同，结合体质与病程发展过程中正邪演变、病程周期临证施治，辨证与辨病相结合，灵活进行攻补，以实现正气恢复，气血调和，阴阳平衡。

（1）气滞血瘀

【主要症状】下腹部可扪及质硬包块，小腹胀痛，可伴经期延长，或月经量多，经色暗有血块。情志抑郁，胸闷胁胀，善太息，乳房胀满疼痛，肌肤不容，甚则甲错，面色晦暗，婚久不孕。舌质紫黯，苔薄白，舌边见瘀点或瘀斑，脉弦涩。

【治疗原则】行气活血，化瘀消癥，调理冲任。

【方药】香棱丸。

组成：丁香、木香、小茴香、枳壳、青皮、川楝子、莪术、三棱。

方义：方中丁香、木香、小茴香芳香和胃，温中理气；枳壳、青皮、川楝子疏调肝气，消积导滞，行气止痛，解下焦之郁结；三棱、莪术行气破血，化瘀散结。若月经行量多或经漏淋漓不止可酌加花蕊石、炒蒲黄、五灵脂；若伴经行腹胀痛可酌加香附、郁金、延胡索、川楝子行气止痛；若伴积块质坚可酌加三棱、莪术、浙贝母、蒲公英、夏枯草、荔枝核、橘核；若腰膝酸痛可酌加杜仲、续断、桑寄生；若呕吐可酌加半夏以降逆止呕；若胸膈痞满可酌加枳壳、陈皮以行气宽胸；若乏力气短可酌加人参、黄芪、党参；若脾虚腹胀，不思饮食，可酌加扁豆、炒神曲。

【针灸治疗】子宫、三阴交、关元、曲骨、横骨、蠡沟、中极、血海、合谷、肝俞、太冲、内关。

方义：方中主穴子宫为经外奇穴，具有清热利湿、温肾补元的功效，能够调理月经、治疗妇科疾病、促进生育；三阴交是足三阴经交会穴，调理脾胃，补益肝肾，调理气血；关元补肾培元，调理冲任；曲骨为任脉穴位，调理冲任和补肾培元，能够改善女性盆腔疾病和附件疾病；横骨出足少阴肾经，属足太阴脾经，位于下腹，内为胞宫、膀胱，与冲脉互通，有补肾阳、调冲任的功效；蠡沟是治疗生殖系统常用的穴位，为足厥阴肝经的络穴，有疏肝理气、调经固冲的作用；中极可治疗多种妇科疾病，对月经病及子宫内膜病症具有较好疗效。配穴血海为足太阴脾经穴位之一，能够调经统血，活血化瘀；合谷清热活血通络，调理冲任；肝俞为肝之背俞穴，具有疏肝理气功效；太冲行气疏肝解郁；辅佐内关宽胸理气，宁心安神。全方共奏行气活血、化瘀消癥之功。

操作：平补平泻，每日1次或隔日1次，每次治疗15~20分钟，以局部得气酸胀感为宜，10次为1个疗程。

【家庭按摩穴位及手法】患者呈仰卧位，家属位于一旁，拇指指腹首先轻揉患者归来、子宫、天枢、气冲、神阙、气海、血海、关元、三阴交，每个穴位轻揉1分钟。其次尽量搓热手掌，置于患者小腹，沿顺时针方向按摩3~6圈，后反方向按摩3~6圈。再次将手掌置于患者背部，由上往下平推腰背部10~15次，患者自觉酸胀为宜。每天1次，10天为1个疗程，月经期禁止按摩。

（2）寒凝血瘀

【主要症状】下腹部可扪及包块，质硬，小腹冷痛，喜暖，得热则缓，可伴月经后期，或月经量少，行经腹痛，经色暗，夹血块。形寒肢冷，四肢不温，婚久不孕。舌淡，苔白，质暗，边有瘀点瘀斑，脉沉紧。

【治疗原则】温经散寒，祛瘀消癥，调理冲任。

【方药】少腹逐瘀汤。

组成：肉桂、干姜、小茴香、当归、川芎、赤芍、蒲黄、五灵脂、没药、延胡索。

方义：寒凝客于冲任、胞宫、胞脉，久而成癥，寒邪壅盛，易遏阳气，肉桂、干姜、小茴香温经散寒，通阳复脉；寒凝经脉，血液运行瘀滞，血瘀结于冲任，冲任气血运行受阻，当归、川芎、赤芍养血活血；寒邪内盛，寒凝筋脉，阳不达四末，形寒肢冷，手足不温，蒲黄、五灵脂、没药、延胡索散寒，化瘀止痛，寒散则血行，寒散则冲任、胞宫、胞脉气血畅，痛自愈。若伴月经后期量少或闭经可酌加当归、川芎、泽兰、牛膝、鸡血藤、丹参；若伴小腹冷痛经夹有血块可酌加艾叶、蒲黄、五灵脂、吴茱萸散寒止痛；若伴四肢厥冷，形寒肢冷可酌加附子、巴戟天、细辛温阳散寒；若久居阴湿之地可酌加羌活、苍术、茯苓、薏苡仁健脾除湿；若积块坚牢可酌加三棱、莪术；若畏寒肢冷，脘腹疼痛可酌加干姜、附子以温中祛寒。

【针灸治疗】子宫、三阴交、关元、曲骨、横骨、蠡沟、中极、血海、肝俞、归来、地机、命门、神阙。

方义：方中子宫为经外奇穴，具有清热利湿，温肾补元的功效，具有调理月经、治疗妇科疾病、促进生育等多种作用。三阴交是足三阴经交会穴，调理脾胃，补益肝肾，调理气血，关元补肾培元，调理冲任。曲骨为任脉的穴位，可调理冲任脉气，补肾培元，调理湿热，固冲止带，对女性的盆腔炎和附件炎有一定疗效。横骨出足少阴肾经，属足太阴脾经，位于下腹，与冲脉互通，故有补肾阳、调冲任的功效。蠡沟是治疗生殖系统常用的穴位，是足厥阴肝经的络穴，有疏肝理气，调经止带的作用。关元补肾培元，调理冲任。中极可治疗多种妇科疾病，对月经病及子宫内膜炎具有较好疗效。配穴血海为足太阴脾经的穴位之一，能够调经统血，活血化瘀。肝俞为肝之背俞穴，具有疏肝理气之功效，归来为足阳明胃经穴，与地机、命门、神阙合用具有活血化瘀，散寒止痛，调补冲任，调经止痛的功效。全方共奏温经散寒、祛瘀消癥之功。

操作：平补平泻，每日1次或隔日1次，每次治疗15~20分钟。以局部有酸胀感为宜，10次为1个疗程。

【家庭按摩穴位及手法】患者呈仰卧位，家属位于一旁，拇指指腹首先轻揉患者归来、子宫、天枢、气冲、神阙、气海、血海、关元、三阴交。每个穴位轻揉1分钟。其次尽量搓热手掌，置于患者小腹，沿顺时针方向按摩3~6圈，后反方向按摩3~6圈。再次将手掌置于患者背部，由上往下平推腰背部10~15次，患者自觉酸胀为宜。每天1次，10天为1个疗程，月经期禁止按摩。

（3）痰湿瘀结

【主要症状】下腹部可扪及包块不坚，小腹或胀或满，可伴月经后期或闭经、经质黏稠、夹血块。体形肥胖，肢体困重，口吐痰涎，带下量多，色白质黏稠，婚久不孕。舌暗淡胖，边见瘀点或瘀斑，苔白腻，脉弦滑或沉滑。

【治疗原则】化痰除湿，活血消癥。

【方药】苍附导痰丸合桂枝茯苓丸。

组成：苍术、香附、枳壳、陈皮、茯苓、胆南星、甘草、桂枝、桃仁、赤芍、牡丹皮。

方义：痰湿内结，阻于胞宫、胞脉、冲任，积久成块，痰湿内聚，故其包块不坚，苍术、陈皮、茯苓、胆南星健脾燥湿化痰；痰湿蕴塞，冲任气血运行不畅，香附、枳壳、陈皮理气行气，气行则血行。痰湿瘀阻则月经后期或闭经、经质黏稠、夹血块，牡丹皮、桃仁、芍药活血化瘀，芍药并能养血和营。以蜜为丸配合甘草，缓活血消癥而不伤正；痰湿下注，带下量多，色白质黏稠。舌苔白腻，故以桂枝温经散寒，温阳化湿，茯苓益气健脾，利湿止带。若伴月经后期量少或闭经可酌加当归、川芎、泽兰、丹参；若伴肢体酸楚困重可酌加羌活、苍术、茯苓、薏苡仁以健脾除湿；若积块坚牢可酌加浙贝母、蒲公英、夏枯草、荔枝核、橘核以燥湿化痰；若带下量多可酌加芡实、土茯苓、黄柏；若呕吐痰涎可酌加半夏以燥湿化痰；若胸膈痞满可酌加枳壳、陈皮以行气宽胸；若脾虚痰湿，不思饮食可酌加扁豆、炒神曲、白豆蔻、砂仁。

【针灸治疗】子宫、三阴交、关元、曲骨、横骨、蠡沟、中极、曲池、足三里、阴陵泉、丰隆、气海。

方义：方中子宫为经外奇穴，具有清热利湿、温肾补元的功效，能够调理月经，治疗妇科疾病，促进生育；三阴交是足三阴经交会穴，调理脾胃，补益肝肾，调理气血；关元补肾培元，调理冲任；曲骨为任脉的穴位，调理冲任，补肾培元，固冲止带，对女性盆腔和附件疾病有一定疗效；横骨出足少阴肾经，属足太阴脾经，位于下腹，内为胞宫，与冲脉互通，故有补肾阳，调冲任的功效；蠡沟是治疗生殖系统常用的穴位，是足厥阴肝经的络穴，有疏肝理气、调经止带的作用；中极可治疗多种妇科疾病，对月经病及子宫内膜炎有较好疗效；配穴曲池清热活血，疏通经络，利尿除湿；足三里为足阳明胃经要穴，可调节脾胃，通经活络，脾为生痰之源，脾健则痰自除；阴陵泉属足太阴脾经，也是人体重要的排湿穴位，具有清利湿热、健脾理气化痰、调经通经活络的功效；丰隆是足阳明胃经的祛痰要穴，具有祛湿化痰、通经活络等功效，是古今医学家公认的治痰之要穴；气海是任脉穴位，除可调理气机，使气行则水行，还可调节脾胃，健脾益气，脾健则痰无以生，同时能够治疗女性生殖系统疾患。全方共奏化痰除湿、活血消癥之功。

操作：平补平泻，每日1次或隔日1次，每次治疗15~20分钟。以局部有酸胀感为宜，10次为1个疗程。

【家庭按摩穴位及手法】患者呈仰卧位，家属位于一旁，拇指指腹首先轻揉患者归来、子宫、天枢、气冲、神阙、气海、血海、关元、三阴交，每个穴位轻揉1分钟。其次尽量搓热手掌，置于患者小腹，沿顺时针方向按摩3~6圈，后反方向按摩3~6圈。再次将手掌置于患者背部，由上往下平推腰背部10~15次，患者自觉酸胀为宜。每天1次，10天为1个疗程，月经期禁止按摩。

（4）气虚血瘀

【主要症状】下腹部可扪及结块，经行或经后小腹空坠痛，可伴月经量多，或经期延长，经色淡红，夹血块。面色无华，少气懒言，言语低微，倦怠乏力，纳差便溏，婚久不孕。舌暗淡，苔薄白，舌边尖有瘀点或瘀斑，脉细涩。

【治疗原则】补气活血，化瘀消癥，调理冲任。

【方药】四君子汤合桂枝茯苓丸加减。

组成：桂枝、桃仁、赤芍、牡丹皮、茯苓、人参、白术、茯苓、炙甘草。

方义：气虚运血无力，瘀血结于冲任、胞宫、胞脉，日久积块成癥。气虚冲任不固，经血失于制约，故见月经量多，或经期延长；气血阳弱不能化血为赤，且血运无力，故见经色淡红，有血块；气虚下陷，故下腹空坠；面色无华，气短懒言，语声低微，倦怠嗜卧，纳少便溏等，均为气虚之象。舌暗淡，边见瘀点瘀斑，脉细涩，均为气虚血瘀之象。若月经行量多或经期延长可酌加花蕊石、炒蒲黄、五灵脂；若腰膝酸痛可酌加杜仲、续断、桑寄生；若血虚失眠可酌加酸枣仁以养血安神；若乏力气短可酌加人参、黄芪、党参。

【针灸治疗】子宫、三阴交、关元、曲骨、横骨、蠡沟、中极、足三里、气海、膈俞、肝俞、血海。

方义：方中子宫为经外奇穴，具有清热利湿、温肾补元的功效，能够调理月经，治疗妇科疾病，促进生育；三阴交是足三阴经交会穴，益气健脾，补益肝肾，调理气血；关元补肾培元，调理冲任；曲骨为任脉的穴位，调理冲任和补肾培元，对女性的盆腔炎和附件炎有一定疗效；横骨出足少阴肾经，属足太阴脾经，补肾气，调冲任；蠡沟是治疗生殖系统常用的穴位，是足厥阴肝经的络穴，有疏肝理气，调经止带的作用；中极可治疗多种妇科疾病，对月经病及子宫内膜炎具有较好疗效；配穴足三里为足阳明胃经要穴，可益气健脾，通经活络，脾胃为气血化生之源，脾胃健则气血化生充足；气海是任脉穴位，作为补益要穴，补气调理气机，健脾胃之气，脾为气血生化之源，气行则血行，治疗女性生殖系统疾患具有较好功效。膈俞具有养血和营，活血通脉，理气行滞的作用；肝俞为肝之背俞穴，具有疏肝理气，气行则血行功效；血海是足太阴脾经的穴位之一，能够调经统血，活血化瘀。全方共奏补气活血、化瘀消癥之功。

操作：平补平泻，每日1次或隔日1次，每次治疗15~20分钟，以局部有酸胀感为宜，10次为1个疗程。

【家庭按摩穴位及手法】患者呈仰卧位，家属位于一旁，拇指指腹首先轻揉患者归来、子宫、天枢、气冲、神阙、气海、血海、关元、三阴交，每个穴位轻揉1分钟。其次尽量搓热手掌，置于患者小腹，沿顺时针方向按摩3~6圈，后反方向按摩3~6圈。再次将手掌置于患者背部，由上往下平推腰背部10~15次，患者自觉酸胀为宜。每天1次，10天为1个疗程，月经期禁止按摩。

（5）肾虚血瘀

【主要症状】下腹部可扪及积块，经行或经后小腹胀或痛，可伴月经后期，量或多或少，量或多或少，经色紫暗，有血块，面色晦暗，婚久不孕。腰膝酸软，小便清长，夜尿多。舌质淡暗，边见瘀点或瘀斑，苔白润，脉沉涩。

【治疗原则】补肾活血，消癥散结。

【方药】肾气丸合桂枝茯苓丸。

组成：熟地黄、山药、山茱萸、泽泻、茯苓、牡丹皮、桂枝、附子、桃仁、赤芍、牡丹皮。

方义：先天肾气不足或房劳多产损伤肾气、肾阴、肾阳，肾虚血瘀，阻于冲任、胞宫、胞脉，日久血瘀，冲任不畅，故见月经后期，经色紫暗夹块，肾虚胞宫失养故婚久不孕，腰膝酸软，小便清长，夜尿多。方中以附子、肉桂温补肾阳为主药，六味地黄丸滋补肾阴，一阴一阳，使阴阳协调，尤其附子、肉桂各取少量，取"少火生气"之意，补命门之火，有引火归原之意；与桂枝茯苓丸合用，方中桃仁、赤芍、牡丹皮活血化瘀共奏补肾活血，消癥散结之效。若月经行量多或经漏淋漓不止可酌加炒蒲黄、五灵脂；若伴月经后期量少或闭经可酌加当归、川芎、泽兰、牛膝；若伴经行腹胀痛可酌加香附、郁金、延胡索、川楝子行气止痛；若伴小便清长可酌加巴戟天、补骨脂温阳散寒；若带下量多可酌加芡实、桑螵蛸；若腰膝酸痛可酌加杜仲、续断、桑寄生。

【针灸治疗】子宫、三阴交、关元、曲骨、横骨、蠡沟、中极、足三里、气海、膈俞、肝俞、血海、肾俞、命门。

方义：方中子宫为经外奇穴，温肾补元，治疗妇科疾病，促进生育；三阴交是足三阴经交会穴，调理脾胃，补益肝肾，调理气血；关元补肾培元，调理冲任；曲骨为任脉的穴位，调理冲任，补肾培元；横骨出足少阴肾经，属足太阴脾经，位于下腹，与冲脉互通，有补肾阳、调冲任的功效；蠡沟是治疗生殖系统常用的穴位，是足厥阴肝经的络穴，疏肝理气，调理冲任；中极可治疗多种妇科疾病，对月经病及子宫内膜炎具有很好的疗效；配穴足三里为足阳明胃经要穴，调节脾胃，通经活络，脾胃为气血化生之源，气血行则瘀自除；气海是任脉穴位，任脉是奇经八脉之一，气海作为补益要穴，除可调理气机，使气行则水行，还可调节脾胃，脾为气血生化之源，气行则血行，与膈俞合用具有养血和营、活血通脉、理气行滞的作用；肝俞为肝之背俞穴，具有疏肝理气、气行则血行的功效，血海是足太阴脾经的穴位之一，能够调经统血，活血化瘀，与肾俞合用，补肾固精，肝肾同调，固本培元。全方共奏补肾活血、消癥散结之功。

操作：平补平泻，每日1次或隔日1次，每次治疗15~20分钟；以局部有酸胀感为宜，10次为1个疗程。

【家庭按摩穴位及手法】患者呈仰卧位，家属位于一旁，拇指指腹首先轻揉患者归来、子宫、天枢、气冲、神阙、气海、血海、关元、三阴交。每个穴位轻揉1分钟。其次尽量搓热手掌，置于患者小腹，沿顺时针方向按摩3~6圈，后反方向按摩3~6圈。再次将手掌置于患者背部，由上往下平推腰背部10~15次，患者自觉酸胀为宜。每天1次，10天为1个疗程，月经期禁止按摩。

（6）湿热瘀阻

【主要症状】下腹积块，小腹或胀或痛，带下量多色黄，月经量多，经期延长，经色暗，有血块，质黏稠，经行小腹疼痛。伴身热口渴，心烦不宁，大便秘结，小便黄赤，婚久不孕。舌暗红，舌边见瘀点或瘀斑，苔黄腻，脉弦滑数。

【治疗原则】清利湿热，化瘀消癥。

【方药】大黄牡丹汤。

组成：大黄、牡丹皮、桃仁、冬瓜仁、芒硝。

方义：湿热与余血搏结，瘀阻冲任、胞宫、胞脉，日久成癥。湿热下注，损伤带脉，则带下量多色黄；邪热留恋伤津，身热口渴，心烦，便结；舌暗红，边见瘀点或瘀斑，苔黄腻，脉弦滑数，皆为湿热瘀结之象。方中大黄泻火逐瘀，牡丹皮凉血清热，活血散瘀，二者合用，共泄湿热，消癥结；芒硝软坚散结，协大黄荡涤实热；桃仁性善破血，冬瓜仁清利湿热，共奏泻热破结、散结消肿之功。若月经行量多或经漏淋漓不止，可酌加花蕊石；若伴肢体酸楚疼痛，可酌加羌活、苍术、茯苓、薏苡仁以健脾除湿；若带下量多黄稠可酌加土茯苓、薏苡仁、黄柏；若身热口渴可酌加金银花、黄芩；若心烦不宁可酌加焦栀子。

【针灸治疗】子宫、三阴交、关元、曲骨、横骨、蠡沟、中极、阴陵泉、合谷、曲池、血海。

方义：方中子宫为经外奇穴，可清热利湿，促进生育。三阴交是足三阴经交会穴，清泻三经之湿、热、瘀等病邪；曲骨为任脉穴位，调理湿热，对女性的盆腔炎和附件炎有一定疗效；横骨出足少阴肾经，属足太阴脾经，与冲脉互通，调冲任；蠡沟是治疗生殖系统常用的穴位，是足厥阴肝经的络穴，疏肝理气；关元补肾培元，调理冲任；中极可治疗多种妇科疾病，与血海合用清血热利湿；配穴曲池清热活血，疏通经络，利尿除湿，阴陵泉为足太阴脾经穴位，健脾理气，也是人体重要的排湿穴位，二者合用清利湿热，通经活络；合谷清热活血通络。全方共奏清利湿热、化瘀消癥、调理冲任之功。

操作：平补平泻，每日1次或隔日1次，每次治疗15~20分钟，以局部有酸胀感为宜，10次为1个疗程。

【家庭按摩穴位及手法】患者呈仰卧位，家属位于一旁，拇指指腹首先轻揉患者归来、子宫、天枢、气冲、神阙、气海、血海、关元、三阴交、阴陵泉、合谷、曲池，每个穴位轻揉1分钟。其次尽量搓热手掌，置于患者小腹，沿顺时针方向按摩3~6圈，后反方向按摩3~6圈。再次将手掌置于患者背部，由上往下平推腰背部10~15次，患者自觉酸胀为宜。每天1次，10天为1个疗程，月经期禁止按摩。

宫腔粘连

概述

宫腔粘连（intrauterine adhesions，IUA）又称Asherman综合征，是由感染、宫腔操作等相关因素导致子宫颈管、子宫腔内膜基底层受损，子宫内膜纤维化和局部创面产生粘连，引发宫颈管、宫腔粘连或瘢痕产生，继而出现闭经或月经量减少、下腹部周期性疼痛、病情严重者反复流产、继发性不孕、异位妊娠以及产科并发症等临床表现的一种疾病，对女性身心健康造成严重影响，属于子宫形态失常病变。

中医病名及病因病机

"宫腔粘连"在中医学属"月经异常""不孕"范畴。引起宫腔粘连的病因很多，主要为机体正气亏虚、肾气不足、精血失调，金刃刀伤之邪乘虚侵袭，或七情、房事、饮食、产后伤及冲任、胞宫损伤，胞脉失养，脏腑气血功能失调，肾气不足、冲任亏耗、精血失调久而胞脉瘀滞不通，受精卵未能正常着床、胚胎种植失败而不孕，或孕后反复流产。

病史

- 既往宫腔操作史：人工流产、剖宫产、子宫肌瘤切除术等。
- 既往宫腔感染史：人工流产、剖宫产、子宫肌瘤切除等术后感染。
- 既往宫腔治疗史：放疗、化疗等。

症状

- 月经稀少、闭经、下腹部疼痛具有周期性、早产、继发不孕、习惯性流产、异位妊娠等。

- 月经量少、经停不至：宫腔完全粘连严重者，经停不至，且雌孕激素疗法不产生撤退性出血。

- 内膜尚未破坏、宫腔部分粘连者，月经稀少，且周期正常。下腹部疼痛具有周期性，通常出现在1个月内行人工流产、刮宫术，下腹疼痛具有突发性，表现为痉挛性疼痛，1/2以上同时存在肛门坠胀、腹痛剧烈、难以坐卧、行走困难、排气、大小便困难、里急后重。疼痛通常持续3~7天后缓解消失，约1月后再次出现渐进性周期性腹痛加重。

• 反复流产及早产、不孕：宫腔粘连者易导致继发性不孕，因宫腔粘连损坏内膜，导致子宫容积缩小，不利于胚胎顺利着床，即便着床也影响胎儿在宫腔内正常发育、存活以致反复流产或早产。

检查

• 一般检查：观察腹部是否异常隆起、出现包块，若有异常隆起，应检查其包块形状是否规则、有无压痛、活动度及柔软度；检查患者一般情况、身高、体重、第二性征发育、体毛分布、有无异常分泌物等。

• 妇科检查：子宫体大小正常或大于正常、质软，明显压痛，偶伴宫颈举痛；宫腔粘连严重者双侧附件可有压痛、变厚或扪及肿块，后穹窿触痛，后穹隆穿刺可抽出暗红色不凝血。

• 辅助检查

（1）影像学检查：B超、CT、MRI等影像学检查有助于诊断。B超检查宫腔粘连包括单纯性子宫颈管内口粘连、子宫腔内粘连、子宫腔内广泛粘连伴宫颈管内口粘连。

（2）经阴道超声（TVS）检查：经阴道超声检查相对简洁、方便、节约、无创，是诊断宫腔粘连初筛的重要检测方式。其机理在于通过宫腔内膜线与回声信号的异常判断宫腔粘连程度及范围，特别宫腔粘连严重时，经阴道超声优势在于通过宫腔内内膜线中断、内膜薄度较低、粘连、内膜回声与肌层回声不清、液性暗区分散等更好观察宫腔情况。经阴道超声劣势在于不能够呈现子宫冠状面的图像，无法判断宫腔病变的确切位置及分辨宫腔的微小病变，并不适合用于轻度粘连及特殊角度的异常诊断。

（3）经阴道三维超声检查：能清晰直观显示子宫冠状面回声，三维超声能够任意角度切面成像，较为精准、高效地采集到子宫内膜信息，同时明确粘连的部位、范围，是宫腔粘连诊断的主要方法之一。宫腔粘连三维超声表现为：子宫内膜变薄、回声不均、内膜线不规整，内膜厚度随粘连程度加重变薄，不规则低回声区，内膜和肌层回声分界欠均匀。

（4）MRI：对颈管粘连引起的宫腔闭塞核磁共振成像检查在诊断时优势明显，必要时可行MRI有助进一步确诊。

（5）宫腔镜：宫腔镜检查能够直视宫腔内情况，明确粘连位置、面积、程度，诊断准确率高，创伤性低，麻醉要求不高，是宫腔疾病诊断的金标准。宫腔镜检查宫腔粘连可见情况有以下几种：中央粘连（两端增宽的前后壁粘连）、边缘粘连（新月体形或半掩窗帘状粘连可遮挡宫角或造成宫腔形态不对称）、混合粘连（形成闭塞小囊腔）。子宫内膜增厚者宫腔镜检查不易发现。

（6）子宫输卵管造影：通过造影剂显影判断宫腔粘连的宫腔形态充盈缺损单发或多发，宫腔封闭的程度。宫腔粘连可分为4类：①完全性粘连：宫腔缩小、豆状或不显影；②中央型粘连：宫腔内呈现一处或多处形态不规则轮廓明晰的充盈缺损；③周围型粘连：宫腔边缘呈现一个或多个不规则的锯齿状充盈缺损阴影；④混合型粘连：宫腔中央和边缘同时出现充盈缺损阴影。

（7）宫腔声学造影：同时具备超声与造影检查的功能，对宫腔注射生理盐水、亚甲蓝液或者含有治疗药物的溶液充盈宫腔，有助于重复观察疑似宫腔病变，无辐射，耐受性好，对轻度宫腔粘连能够起到疏通作用。

鉴别诊断

• 子宫肌瘤：月经不正常史，月经过多经期延长，伴腹痛或压迫症状；妇科检查子宫增大、质硬、表面不平，B超检查可见实质性包块。

• 妊娠子宫：停经史，早孕反应，子宫随停经月份增大变软；尿或血HCG测定、B超检查可辅助诊断。

• 卵巢肿瘤：多无月经改变，肿物位于子宫一侧；B超、腹腔镜检查可见肿物位于卵巢。

• 子宫腺肌病：月经增多，伴渐进性痛经史，子宫均匀增大（≤3个月妊娠）；B超有助于诊断，诊断性刮宫病理检查可明确诊断。

• 子宫肉瘤：老年妇女多发，生长迅速；活组织检查可明确诊断。

• 子宫内膜癌：老年妇女好发，绝经后阴道流血，子宫呈均匀增大或正常，质软；分段诊刮有助明确诊断。

• 宫颈癌：阴道不规则流血、接触性出血；B超、宫颈细胞学刮片检查及宫颈活检可鉴别。

• 陈旧性宫外孕：停经史，既往不规则阴道流血，伴腹痛，子宫大小与停经月份不符；B超可见一侧附件区实质性包块。

辨证论治

（1）肾精亏虚

【主要症状】经行量少，经色黯淡，伴面容憔悴，头晕耳鸣，腰骶酸软，夜尿多，婚久不孕。舌淡黯，苔薄白，脉沉细。

【治疗原则】补肾填精，养血调经。

【方药】归肾丸加肉苁蓉、巴戟天、乌药。

组成：熟地黄、山药、山茱萸、茯苓、当归、枸杞子、杜仲、菟丝子、肉苁蓉、巴戟天、乌药。

方义：本方治疗真阴不足，精亏血少。肾精亏虚，肾虚不足以荣养腰膝则腰膝酸软，精亏血少无法上荣于面则面容憔悴。方中熟地黄滋阴养血，益精填髓为君药；山茱萸滋补肝肾，涩精止遗，山药健脾补肾，助君药滋阴之力，杜仲补肾助阳，强筋骨健腰膝，菟丝子补肾填精，共为臣药；枸杞子滋阴补血，填精明目，当归补血调经，活血止痛，调理冲任，茯苓宁心安神，渗湿健脾，合为佐使药。全方以滋阴为主，兼补肾阳，共奏补阴益阳、养血填精之功。若月经行量多或经漏淋漓不止可酌加炒蒲黄、五灵脂；若伴月经后期量少或闭经可酌加当归、川芎、泽兰、牛膝；若伴经行腹胀痛可酌加香附、郁金、延胡索、川楝子行气止痛；若伴小便清长可酌加巴戟天、补骨脂温阳散寒；若带下量多可酌加芡实、桑螵蛸；若腰膝酸痛可酌加杜仲、续断、桑寄生。

【针灸治疗】关元、肝俞、三阴交、交信、足三里、天枢、地机、次髎、归来、中极、肾俞、太溪。

方义：关元补肾培元，调理冲任；肝俞为肝之背俞穴，具有疏肝理气功效；三阴交是足三阴经交会穴，调理脾胃、补益肝肾、调理气血；交信为调经血之经验穴；足三里为足阳明胃经主要穴位之一，调节脾胃，通经活络，脾胃为气血化生之源，气血行则瘀血自除；天枢理气止痛，活血散瘀；地机健脾调经，调理冲任功效；次髎调理冲任，改善月经腹痛；归来疏肝行气，健脾益胃，调理冲任；中极可治疗多种妇科疾病，对月经病及子宫内膜炎效果较好。配穴肾俞、太溪补肾固精，益水壮火，益肾助阳，太溪为足少阴肾经的穴位，是肾经的原穴，滋肾阴、补肾气。全方共奏补肾填精、养血调经、调理冲任之功。

操作：平补平泻，每日1次或隔日1次，每次治疗15~20分钟，以局部有酸胀感为宜，10次为1个疗程。

【家庭按摩穴位及手法】患者呈仰卧位，家属位于一旁，拇指指腹首先轻揉患者归来、天枢、气冲、神阙、气海、血海、合谷、关元、肾俞、太溪、三阴交、中极、次髎、秩边、足三里、子宫。每个穴位轻揉1分钟；其次尽量搓热手掌，置于患者小腹，沿顺时针方向按摩3~6圈，后反方向按摩3~6圈；再次将手掌置于患者背部，由上往下平推腰背部10~15次，患者自觉酸胀为宜。每天1次，10天为1个疗程，月经期及急腹症患者禁止按摩。

（2）气血两虚

【主要症状】经行量少，月经延后，经色淡稀薄，继而停闭不行，伴头晕眼花，心悸气短，神疲乏力，肢倦懒言，食欲不振或食少无味，毛发干枯不荣，身体瘦弱，面色萎黄，惊悸健忘，寝汗发热，久不受孕。苔薄白，脉沉缓。

【治疗原则】补气健脾，养血调经，调理冲任。

【方药】人参养荣汤加减。

组成：人参、白术、茯苓、甘草、陈皮、黄芪、当归、白芍、熟地黄、五味子、桂心、远志。

方义：熟地黄、当归、白芍滋阴养血柔肝；人参、白术、黄芪、茯苓、炙甘草健脾补气，气能生血，气能行血，血不足而补其气，此阳生则阴长之义。且人参、黄芪、五味子，补肺滋肾，宁心安神；甘草、陈皮、茯苓、白术，理气健脾，调中。远志能通肾气上达于心；桂心能温补阳气，助气血生长，导诸药入营生血。五味子酸温，滋肾敛肺，宁心安神；远志安神定志。全方共奏益气补血，宁心安神，五脏交养互益养荣之效。若月经行量多或经期延长可酌加花蕊石、炒蒲黄、五灵脂；若腰膝酸痛可酌加杜仲、续断、桑寄生；若血虚失眠可酌加酸枣仁以养血安神；若乏力气短可酌加人参、黄芪、党参。

【针灸治疗】关元、肝俞、三阴交、交信、足三里、天枢、地机、次髎、归来、中极、脾俞、肾俞、血海、气海。

方义：关元补肾培元，调理冲任；肝俞为肝之背俞穴，具有疏肝理气功效；三阴交是足三阴经交会穴，调理脾胃，补益肝肾，调理气血；交信为调经血之经验穴；足三里为足阳明胃经要穴，调节脾胃，通经活络，脾胃为气血化生之源，气血行则瘀自除；天枢理气止痛，活血散瘀；地机健脾调经，调理冲任功效；次髎调理冲任，改善月经腹痛；归来疏肝行气，健脾益胃，调理冲任；中极可治疗多种妇科疾病，对月经病及子宫内膜炎效果较好。脾俞是足太阴脾经的背俞穴，是脾经之气输注于背部的穴位，健脾和胃，益气升清，脾胃为气血化生之源；肾俞为足少阴肾经北俞穴，具有补肾强腰、温补肾阳、益肾填精的功效，肾藏精，精化血，肾气充则精血化生有源；血海是足太阴脾经穴位，能够调经统血，活血化瘀，气海位于人体的下腹部，二者合用，扶正固本，培元补虚，气血双补。全方共奏补气健脾、养血调经、调理冲任之功。

操作：平补平泻，每日1次或隔日1次，每次治疗15~20分钟，以局部有酸胀感为宜，10次为1个疗程。

【家庭按摩穴位及手法】患者呈仰卧位，家属位于一侧，拇指指腹首先轻揉患者归来、天枢、气冲、神阙、气海、血海、合谷、关元、肾俞、太溪、三阴交、中极、次髎、秩边、足三里、子宫、脾俞，每个穴位轻揉1分钟；其次尽量搓热手掌，置于患者小腹，沿顺时针方向按摩3~6圈，后反方向按摩3~6圈；再次将手掌置于患者背部，由上往下平推腰背部10~15次，患者自觉酸胀为宜。每天1次，10天为1个疗程，月经期及急腹症患者禁止按摩。

（3）肾虚血瘀

【主要症状】下腹疼痛或结块，或痛而无积块，经期疼痛加剧，经量可见多或少，经色紫黯夹块，带下量多质地稀薄。伴腰酸膝软，头晕耳鸣，面容憔悴，口干不欲饮，久不受孕。舌黯或有瘀点，脉弦细。

【治疗原则】补肾填精，活血止痛，调理冲任。

【方药】归肾丸合少腹逐瘀汤加减。

组成：熟地黄、山药、山茱萸、茯苓、当归、枸杞子、杜仲、菟丝子、小茴香、干姜、延胡索、没药、川芎、肉桂、赤芍、蒲黄、五灵脂。

方义：肾主骨，肾虚不能充养腰膝则见腰腿酸软，精血亏虚不能上荣于头面见面容憔悴，阴损及阳则阳痿遗精。方中熟地黄滋阴养血，益精填髓，为君药；山茱萸滋补肝肾，涩精止遗，山药滋肾补脾，助君药滋阴之力，杜仲补肾阳，强筋骨，菟丝子补肾益精，共为臣药；枸杞子养阴补血，益精明目，当归补血调经，活血止痛，茯苓渗湿健脾，合为佐使药。全方滋阴为主，兼补肾阳。肝肾等脏功能失调，寒凝气滞，疏泄不畅，血瘀不适，肾虚血瘀结于少腹，充任损伤，故症见少腹积块作痛，或月经不调婚久不孕。方用小茴香、肉桂、干姜味辛性温热，入肝肾，归脾，理气活血，温经通脉；当归、赤芍入肝，活血化瘀，养血柔肝；蒲黄、五灵脂、川芎、延胡索、没药入肝，行气活血止痛，使气行则血行，气血通畅则痛止。全方共奏滋阴补肾、逐瘀活血、温阳理气之功。若月经行量多或经漏淋漓不止可酌加炒蒲黄、五灵脂；若伴月经后期量少或闭经可酌加当归、川芎、泽兰、牛膝；若伴经行腹胀痛可酌加香附、郁金、延胡索、川楝子行气止痛；若伴小便清长可酌加巴戟天、补骨脂温阳散寒；若带下量多可酌加芡实、桑螵蛸；若腰膝酸痛可酌加杜仲、续断、桑寄生。

【针灸治疗】关元、肝俞、三阴交、交信、足三里、天枢、地机、次髎、归来、中极、肾俞、太溪、膈俞、血海。

方义：关元补肾培元，调理冲任。肝俞为肝之背俞穴，具有疏肝理气之功效，三阴交是足三阴经交会穴，调理脾胃，补益肝肾，调理气血，交信为调经血之经验穴，足三里为足阳明胃经要穴，调节脾胃，通经活络，脾胃为气血化生之源，气血行则瘀自除。天枢理气止痛，活血散瘀；地机健脾调经，调理冲任；次髎调理冲任，改善月经腹痛；归来疏肝行气，健脾益胃，调理冲任；中极可治疗多种妇科疾病，对月经病及子宫内膜炎有效。配穴肾俞为肾之背俞穴，具有补肾强腰、温补肾阳、益肾填精之功效，肾藏精，精化血，肾气充则精血化生有源，气行则血行，瘀血自散；血海是足太阴脾经穴位，能够调经统血，活血化瘀。太溪是足少阴肾经原穴，有滋肾阴、补肾气的作用；膈俞具有养血和营、活血通脉以及理气宽中的作用。全方共奏补肾填精、活血止痛、调理冲任之功。

操作：平补平泻，每日1次或隔日1次，每次治疗15~20分钟，以局部有酸胀感为宜，10次为1个疗程。

【家庭按摩穴位及手法】患者呈仰卧位，家属位于一侧，拇指指腹首先轻揉患者归来、天枢、气冲、神阙、气海、合谷、关元、肾俞、太溪、三阴交、中极、次髎、秩边、足三里、子宫、膈俞、血海，每个穴位轻揉1分钟；其次尽量搓热手掌，置于患者小腹，沿顺时针方向按摩3~6圈，后反方向按摩3~6圈；再次将手掌置于患者背部，由上往下平推腰背部10~15次，患者自觉酸胀为宜。每天1次，10天为1个疗程，月经期及急腹症患者禁止按摩。

（4）肾虚湿热

【主要症状】下腹隐痛或结块，或痛而无积块，疼痛拒按，痛时可波及腰骶部，经期或劳累后痛感加剧，伴低热起伏，带下量多，色黄，质黏稠；月经量少，经色鲜红。胸闷纳呆，口干不欲饮，便溏或秘结，小便短赤。舌淡红或红，舌苔黄腻，脉滑数。

【治疗原则】补肾填精，清热利湿，调理冲任。

【方药】归肾丸合四妙散加减。

组成：熟地黄、山药、山茱萸、茯苓、当归、枸杞子、杜仲、菟丝子、苍术、黄柏、牛膝、薏苡仁。

方义：方中熟地滋阴养血，益精填髓，为君药；山茱萸滋补肝肾，涩精止遗，山药滋肾补脾，助君药滋阴之力，杜仲补肾阳，强筋骨，菟丝子补肾益精，共为臣药；枸杞子养阴补血，益精明目，当归补血调经，活血止痛，茯苓渗湿健脾，合为佐使药。全方滋阴为主，兼补肾阳。苍术燥湿健脾除湿，黄柏走下焦，除肝肾之湿热，薏苡仁祛湿热，通足阳明胃经之络；牛膝滋补肝肾，引诸药入下焦，诸药共济清下焦湿热之功。两方合用，临证加减，共奏滋阴补肾、逐瘀活血、温阳理气之效。

若月经行量多或经漏淋漓不止，可酌加炒蒲黄、五灵脂；若伴月经后期量少或闭经，可酌加川芎、泽兰；若伴经行腹胀痛，可酌加香附、郁金、延胡索、川楝子行气止痛；若伴小便清长，可酌加巴戟天、补骨脂温阳散寒；若带下量多，可酌加芡实、桑螵蛸；若腰膝酸痛，可酌加杜仲、续断、桑寄生；若伴肢体酸楚疼痛，可酌加羌活以健脾除湿；若带下量多黄稠，可酌加土茯苓；若身热口渴，可酌加金银花、黄芩；若心烦不宁，可酌加焦栀子；若衣原体、支原体感染者，可酌加白花蛇舌草、蒲公英、益母草、生蒲黄、野菊花、红藤、败酱草等；若感染严重者需及时配合抗生素对症治疗。

【针灸治疗】关元、肝俞、三阴交、交信、足三里、天枢、地机、次髎、归来、中极、肾俞、血海、曲池、阴陵泉、合谷。

方义：关元补肾培元，调理冲任。肝俞为肝之背俞穴，疏肝理气，三阴交是足三阴经交会穴，调理脾胃，补益肝肾，调理气血；交信为调经血之经验穴；足三里为足阳明胃经要穴，调节脾胃，通经活络，脾胃为气血化生之源，气血行则瘀自除；天枢理气止痛，活血散瘀；归来、地机合用疏肝行气，健脾益胃，调理冲任；次髎调理冲任，改善月经腹痛；中极可治疗多种妇科疾病。配穴肾俞为肾之背俞穴，具有补肾强腰，温补肾阳，益肾填精功效，肾藏精，精化血，肾气充则精血化生有源，气行则血行，瘀自散；血海是足太阴脾经穴位，能够调经统血，活血化瘀；曲池清热活血，疏通经络，利尿除湿，阴陵泉为脾经穴位，健脾理气，也是人体重要的排湿穴位，清利湿热，健脾理气，益肾调经，通经活络；合谷清热活血通络。全方共奏补肾填精、清热利湿、调理冲任之功。

操作：平补平泻，每日1次或隔日1次，每次治疗15~20分钟，以局部有酸胀感为宜，10次为1个疗程。

【家庭按摩穴位及手法】患者呈仰卧位，家属位于一侧，拇指指腹首先轻揉患者归来、天枢、气冲、神阙、气海、血海、合谷、关元、肾俞、太溪、三阴交、中极、次髎、秩边、足三里、子宫、曲池、阴陵泉。每个穴位轻揉1分钟；其次尽量搓热手掌，置于患者小腹，沿顺时针方向按摩3~6圈，后反方向按摩3~6圈；再次将手掌置于患者背部，由上往下平推腰背部10~15次，以患者自觉酸胀为宜，每天1次，10天为1个疗程，月经期及急腹症患者禁止按摩。

（5）血虚夹瘀

【主要症状】腹痛绵绵或结块，痛随经至而减，月经量少后期，继而停闭不行，经色黯淡，质地稀薄或夹有血块，久不受孕。伴面色萎黄，头晕心悸，纳少便溏，神疲乏力，心悸气短。舌淡黯，有瘀点或瘀斑，脉沉涩细。

【治疗原则】益气养血，化瘀行滞，调理冲任。

【方药】滋血汤合桃红四物汤加减。

组成：党参、当归、白芍、山茱萸、枸杞子、肉桂、龙眼肉、熟地黄、川芎、桃仁、红花。

方义：滋血汤益气养血，调理脾胃，滋容养血，可以用于治疗冲任气虚、劳伤脏腑等病症。脾胃为气血化生之源，党参健脾益气；肝藏血，当归、白芍滋补肝血，熟地滋阴补血。桃红四物汤以祛瘀为核心，辅以养血、行气，化瘀生新是该方特点。方中以强劲的破血之品桃仁、红花为主，力主活血化瘀；以甘温之熟地黄、当归滋阴补肝、养血调经；白芍养血和营，以增补血之力；川芎活血行气，调畅气血，以助活血之功。全方配伍得当，使瘀血祛，新血生，气机畅。

临证加减：若伴月经后期量少或闭经可酌加当归、川芎、泽兰、牛膝；若血虚较甚可酌加阿胶以养血；若神疲乏力较甚可酌加黄芪、党参。

【针灸治疗】关元、肝俞、三阴交、交信、足三里、天枢、地机、次髎、归来、中极、神阙、膈俞、委中、太冲、曲泉、期门、内关。

方义：关元补肾培元，调理冲任；肝俞为肝之背俞穴，具有疏肝理气之功效；三阴交是足三阴经交会穴，调理脾胃，补益肝肾，调理气血；交信为调经血之经验穴；足三里为足阳明胃经要穴位，调节脾胃，通经活络，脾胃为气血化生之源，气血行则瘀自除；天枢理气止痛，活血散瘀；地机具有健脾调经、调理冲任之功效；次髎调理冲任，改善月经腹痛；归来疏肝行气，健脾益胃，调理冲任；中极可治疗多种妇科疾病。配穴神阙、膈俞补气温阳，养血和营，活血通脉；委中通经活络，活血化瘀；太冲是足厥阴肝经原穴，疏肝理气，清肝热，肝疏泄功能正常则肝血得养；曲泉具有清热利湿，疏肝理气，活血止痛的功效；期门为肝之募穴，具有健脾疏肝，理气活血止痛的功效；内关通于阴维脉，有宁心安神，理气止痛的作用，心主血脉，血脉畅通则瘀自除。全方共奏益气养血、化瘀行滞、调理冲任之功。

操作：平补平泻，每日1次或隔日1次，每次治疗15~20分钟，以局部有酸胀感为宜，10次为1个疗程。

【家庭按摩穴位及手法】患者呈仰卧位，家属位于一侧，拇指指腹首先轻揉患者归来、天枢、气冲、神阙、气海、血海、合谷、关元、肾俞、太溪、三阴交、中极、次髎、秩边、足三里、子宫、膈俞、委中、太冲、曲泉、期门、内关，每个穴位轻揉1分钟；其次尽量搓热手掌，置于患者小腹，沿顺时针方向按摩3~6圈，后反方向按摩3~6圈；再次将手掌置于患者背部，由上往下平推腰背部10~15次，以患者自觉酸胀为宜。每天1次，10天为1个疗程，月经期及急腹症患者禁止按摩。

（6）肝郁血瘀

【主要症状】下腹胀痛或结块，经前或行经时痛甚，月经先期或后期，经至不定期，或数月不行，量或少或多，色黯夹血块。伴两胁、乳房胀痛，素情志抑郁，或性躁易怒，神疲食少，久不受孕。舌红苔薄质黯，边有瘀点瘀斑，脉沉弦或沉涩。

【治疗原则】疏肝解郁，行气活血，调理冲任。

【方药】逍遥散合少腹逐瘀汤加减。

组成：当归、茯苓、白芍、白术、柴胡、小茴香、干姜、延胡索、没药、川芎、肉桂、赤芍、蒲黄、五灵脂、甘草。

方义：肝主疏泄藏血，喜条达，七情郁结，肝体失养，肝失条达，肝气横逆，则胸胁胀满疼痛。方中柴胡疏肝解郁，调畅肝气，当归甘辛苦温，养血和血；白芍酸苦微寒，养血敛阴，柔肝缓急。肝木克伐脾土，肝郁日久则脾虚运化无力，神疲食少，茯苓、白术健脾利湿，使运化有权，气血化生有源；炙甘草益气补中，缓肝之急；薄荷少许，疏散郁遏之气，透达肝经郁热；生姜温胃和中，疏肝解郁，养血柔肝。肝郁气滞，疏泄不畅，血瘀结于少腹，方中当归、赤芍入肝，活血化瘀。小茴香、肉桂、干姜味性辛温热，入肝肾而归脾助阳，温经通脉，理气活血；蒲黄、五灵脂、川芎、延胡索、没药入肝，理气活血，气行则血行，通而不痛。共奏疏肝解郁、养血健脾、活血祛瘀、温经止痛之功效。若肝郁气滞较甚可酌加香附、郁金、佛手、青皮以疏肝解郁；若血虚较甚可酌加熟地以养血；肝郁化火者，加牡丹皮、栀子以清热凉血。

【针灸治疗】关元、肝俞、三阴交、交信、足三里、天枢、地机、次髎、归来、中极、太冲、期门、膈俞、膻中、内关。

方义：关元补肾培元，调理冲任；肝俞为肝之背俞穴，具有疏肝理气功效；三阴交是足三阴经交会穴，调理脾胃，补益肝肾，调理气血；交信为调经血之经验穴；足三里为足阳明胃经要穴，调节脾胃，通经活络，脾胃为气血化生之源，气血行则瘀自除。天枢理气止痛，活血散瘀，地机具有健脾调经、调理冲任之功效；次髎调理冲任，改善月经腹痛；归来疏肝行气，健脾益胃，调理冲任；中极可治疗多种妇科疾病，对月经病及子宫内膜炎有效。配穴太冲、期门疏肝解郁理气，治疗胸胁胀满；膈俞养血合营，活血化瘀止痛；膻中疏肝解郁，宽胸理气；内关宽胸理气，宁心安神。全方共奏疏肝解郁、行气活血、调理冲任之功。

操作：平补平泻，每日1次或隔日1次，每次治疗15~20分钟，以局部有酸胀感为宜，10次为1个疗程。

【家庭按摩穴位及手法】患者呈仰卧位，家属位于一侧，拇指指腹首先轻揉患者归来、天枢、气冲、神阙、气海、血海、合谷、关元、肾俞、太溪、三阴交、中极、次髎、秩边、足三里、子宫、太冲、期门、膈俞、膻中、内关，每个穴位轻揉1分钟；其次尽量搓热手掌，置于患者小腹，沿顺时针方向按摩3~6圈，后反方向按摩3~6圈；再次将手掌置于患者背部，由上往下平推腰背部10~15次，以患者自觉酸胀为宜。每天1次，10天为1个疗程，月经期及急腹症患者禁止按摩。

（普文静）

慢性子宫内膜炎

概述

子宫内膜是胚胎着床部位，胚胎着床过程受多方面因素的影响，其中影响成功着床的两大因素是胚胎发育潜能和子宫内膜对胚胎的容受性。多种子宫内膜因素已成为低胚胎种植率、低妊娠率、高流产率的直接原因。慢性子宫内膜炎（chronic endometritis，CE）是一种以浆细胞浸润于子宫内膜基质区为特征的慢性、持续性炎症。

中医病名及病因病机

慢性子宫内膜炎在中医古籍中并无明确记载，根据其临床表现，可将其归于"妇人腹痛""崩漏""带下"等范畴。其病因病机多为脾肾失调伴有湿热之邪为患，加之感染邪毒、湿毒等致带脉失约，冲任损伤。

病史

此病发作前常有月经不调、不良妊娠、性生活不洁、下生殖道感染、手术操作不当、经期卫生保护不当等病史。

症状

多数慢性子宫内膜炎妇女无明显临床症状，少数只有轻微的盆腔慢性疼痛、白带增多、异常子宫出血等不典型症状，因此临床容易忽视对该疾病的诊断。

检查

• 妇科检查：阴道通常可见少量分泌物，可为脓性或清稀，时有宫颈充血或举痛，宫体可有轻微压痛等。

• 辅助检查

①组织病理学检查：子宫内膜间质中有浆细胞的浸润，该标准沿用至今。CD138$^+$免疫组化是目前较为公认的鉴别浆细胞的染色方法。

②实验室检查：慢性子宫内膜炎患者的白细胞计数可上升，中性粒细胞占比升高，但也有少部分患者的血常规在正常范围。C-反应蛋白早期即可升高，并可早于白细胞的变化。

③宫腔镜检查：宫腔镜是妇产科常用的诊疗仪器，使用宫腔镜可肉眼直视并放大子宫内膜外观及病变，而且在检查的同时也可以对可疑病变部位进行活检或治疗。

④病原微生物检查：慢性子宫内膜炎的经验性治疗会导致其复发或耐药，所以检测病原微生物显得尤为重要。

诊断标准

目前慢性子宫内膜炎诊断的金标准是组织病理学检查，也就是在宫腔镜或者诊刮取得子宫内膜组织，做病理学检查，浆细胞聚集是子宫内膜炎症的特征，CD138$^+$是浆细胞的特异性标志物。

鉴别诊断

• 异位妊娠：主要表现为停经、下腹痛和不规则阴道出血。妇科检查可有宫颈变软，举痛阳性，内出血多时后穹隆饱满，子宫飘浮感；子宫小于停经天数应有大小，一侧附件区可有压痛，可触及包块。辅助检查见尿妊娠试验（+），超声检查提示宫内无妊娠囊，一侧附件区可见包块或妊娠囊样结构，甚至可见胎心。

• 卵巢黄体破裂：好发于14~30岁的年轻女性。黄体破裂常在月经中期或月经前发病，起病急骤，下腹突然剧痛，短时间后成为持续性坠痛，偶可有恶心、呕吐症状。一般无阴道流血，内出血严重者可有休克症状。腹部触痛明显，有反跳痛，双合诊：子宫正常大，宫颈举痛，穹隆部有触痛。

• 卵巢囊肿蒂扭转：常有卵巢囊肿的病史，好发于瘤蒂长、中等大、活动度良好、重心偏于一侧的肿瘤（如囊性畸胎瘤、黏液性及浆液性囊腺瘤最易发生蒂扭转），多发生在体位急骤变动时、妊娠早期或产后。

• 先兆流产：有停经史，尿或血人绒毛膜促性腺激素（HCG）阳性，子宫腔内有妊娠囊并有胚芽及心管搏动。常先出现少量的阴道流血，继而出现阵发性下腹痛或腰痛，妇科检查宫口未开，子宫大小与孕周相符。根据病史、临床表现即可诊断，有时需结合妇科检查、B超、血HCG等辅助检查才能明确诊断。

辨证论治

（1）脾虚湿困

【主要症状】少腹时有隐痛，带下量多，色白或淡黄，质稀薄，无臭味。面色㿠白或萎黄，神疲倦怠，纳少便溏。舌体淡胖，苔薄白或腻，脉细缓。

【治疗原则】健脾益气，升阳除湿。

【方药】完带汤。

组成：人参、白术、白芍、山药、苍术、陈皮、柴胡、黑芥穗、车前子、甘草。

方义：方中重用白术、山药以健脾益气止带；人参、甘草补气；苍术、陈皮健脾燥湿；白芍、柴胡疏肝解郁，理气升阳；车前子利水除湿；黑芥穗祛风胜湿。全方共奏健脾升阳、除湿止带之效。

【针灸治疗】中极、三阴交、带脉、白环俞、脾俞、足三里。

方义：脾俞为脾经背俞穴，足三里为胃经合穴，两穴合用以补益脾胃，共化湿邪；带脉固摄带脉，调理经气；白环俞助膀胱气化；中极利湿化浊，清理下焦；三阴交温经利水，健脾利湿。

操作：三阴交、脾俞、足三里用常规针刺法，可加电针，脾俞可用灸法；

带脉针刺方向尽量向前，不宜深刺；中极直刺，使针感传到会阴；白环俞用直刺法，针感传向前阴。

【家庭按摩穴位及手法】患者取仰卧位，屈髋屈膝，充分放松腹部，以手掌或三指按摩关元、中极、带脉等穴3~5分钟，以透热为度。取坐位或俯卧位请人辅助，用拇指指端按揉白环俞、脾俞、足三里等穴80~100次，以局部酸胀为度。

（2）阴虚夹湿

【主要症状】带下量或多或少，色黄或赤白相间，有臭气；阴部干涩，有灼热感或瘙痒；伴腰膝酸软，头晕耳鸣，五心烦热，咽干口燥，失眠多梦。舌质红，苔薄黄或黄腻，脉细数。

【治疗原则】滋阴益肾，清热祛湿。

【方药】知柏地黄丸加芡实、金樱子。

组成：知母、黄柏、熟地黄、山茱萸、牡丹皮、山药、茯苓、泽泻、芡实、金樱子。

方义：知母清热泻火、滋阴润燥；黄柏清热燥湿、泻火解毒、除骨蒸；熟地黄补血滋阴、益精填髓；山茱萸补益肝肾、收敛固涩；牡丹皮清热凉血、活血化瘀；山药益气养阴、补脾肺肾、固精止带；茯苓利水消肿、渗湿、健脾、宁心；泽泻利水渗湿、泻热、化浊降脂；芡实益肾固精，健脾祛湿；金樱子固涩止带。诸药合用，共奏滋肾清热、除湿止带之功。

【针灸治疗】中极、三阴交、带脉、白环俞、太溪、肾俞。

方义：肾之背俞穴肾俞配肾经原穴太溪可以益肾固本，调理冲任，共养肾阴；三阴交为足三阴交会之穴，可补益肝肾之阴；中极穴调冲任，通下焦；带脉调和气机，利水化湿；白环俞助太阳之府，宣发湿邪。

操作：三阴交、太溪、肾俞用常规针刺法；带脉针刺方向尽量向前，不宜深刺；中极直刺，使针感传到会阴；白环俞用直刺法，针感传向前阴。

【家庭按摩穴位及手法】患者取仰卧位，屈髋屈膝，充分放松腹部，以手掌或三指按摩关元、中极、带脉等穴3~5分钟，以透热为度。取坐位或俯卧位请人辅助，用拇指指端按揉白环俞、脾俞、足三里等穴80~100次，以局部酸胀为度。

（3）湿热下注

【主要症状】带下量多，色黄或呈脓性，质黏稠，气味臭秽，或呈豆渣样；外阴瘙痒，小腹作痛，脘闷纳呆，口苦口腻，小便短赤。舌质红，苔黄腻，脉滑数。

【治疗原则】清热利湿止带。

【方药】止带方。

组成：猪苓、茯苓、车前子、泽泻、茵陈、赤芍、牡丹皮、黄柏、栀子、牛膝

方义：方中茯苓、猪苓、泽泻利水渗湿止带；赤芍、牡丹皮凉血活血；车前子、茵陈清热利水，使湿热之邪从小便而泄；黄柏、栀子泻热解毒，燥湿止带；牛膝引诸药下行，直达病所，以除下焦湿热。

【针灸治疗】中极、三阴交、带脉、白环俞、阴陵泉、行间。

方义：阴陵泉、中极益气健脾，祛湿利水；白环俞、带脉调和气机，利水化湿；三阴交活血通经，行间为肝经荥穴，二穴同用，共泻湿热之邪。

操作：三阴交用常规针刺法，阴陵泉可用灸法，行间可以点刺放血；带脉针刺方向尽量向前，不宜深刺；中极直刺，使针感传到会阴；白环俞用直刺法，针感传向前阴。

【家庭按摩穴位及手法】以手掌或三指摩关元、中极、带脉3~5分钟，以透热为度。取坐位或俯卧位请人辅助，用拇指指端按揉白环俞等穴80~100次，以局部酸胀为度。

子宫内膜息肉

概述

子宫内膜息肉（polyp）是子宫局部内膜过度生长所致，导致宫腔内赘生物突出，可单发或多发，直径从数毫米到数厘米不等，可分无蒂和有蒂两种。

息肉由子宫内膜腺体、间质和血管组成，其临床发病率在25%以上。

中医病名及病因病机

子宫内膜息肉在中医学中多属于"月经过多""经期延长""崩漏""经间期出血"等范畴。其病因病机主要是脏腑、冲任、气血不调，胞宫藏泻失常。其病位在冲任胞宫，主要涉及肝、脾、肾三脏。

病史

本病的发生常有外来性激素补充治疗、长期服用含激素类的保健品，长期妇科炎症刺激、宫腔内异物（如宫内节育器）刺激、分娩、流产、产褥感染、手术操作或机械刺激等既往史。另外，部分患者还可合并高血压病、肥胖、糖尿病。

症状

大多数子宫内膜息肉患者常以经间期出血、月经量多、经期延长，或不规则子宫出血为临床表现。单发、较小的子宫内膜息肉常无症状，若息肉较大者，易继发感染、坏死，引起恶臭的血性分泌物。

检查

• 妇科检查：严格消毒后行妇科检查，观察阴道流血来源。窥视或触摸宫颈口处有无赘生物，以区别宫颈管息肉、肌瘤。

• 辅助检查：

①妇科超声：宫腔内见分布均匀的高回声，边界尚清，突入宫腔时要考虑子宫内膜息肉。

②宫腔镜检查：可直视宫腔内的情况，观察有无赘生物及化脓出血点。还可在宫腔镜手术下行较大息肉摘除术或刮宫，以明确诊断。

③血常规及凝血功能测定：检查血红蛋白、血小板计数、凝血功能等有助于明确出血原因、了解贫血程度，以及排除血小板减少症、再生障碍性贫血等血液系统疾病。

诊断标准

根据患者的症状、妇科检查和超声检查，可初步做出诊断。确诊需在宫腔镜下摘除行病理检查。

鉴别诊断

• 全身血液系统疾病：最常见的是血小板减少症、再生障碍性贫血、白血病等。结合患者血常规、肝功能、肾功能、凝血功能等检查，必要时行骨髓穿刺进行鉴别。

• 异位妊娠出血：异位妊娠出血量少，有性生活及停经史。检查时一侧小腹可触及包块，妊娠试验弱阳性。

• 生殖系统肿瘤出血：阴道流血，或有小腹压痛，检查时子宫增大、内有包块、质地硬、外形不规则。必要时于宫腔镜下行诊断性刮宫，做病理检查以明确诊断。

辨证论治

（1）脾虚不摄

【主要症状】经血非时暴下不止，或淋漓不断，血色淡而质稀。气短，神倦懒言，面色㿠白，有时面浮肢肿，不思饮食。舌淡，苔薄白，脉弱无力。

【治疗原则】补气摄血，止血调经。

【方药】固本止崩汤。

组成：熟地黄、白术、黄芪、人参、当归、炮姜炭。

方义：方中人参、黄芪、白术健脾益气，摄血固冲；熟地黄滋阴养血；当归补血和血；炮姜温中止血。全方共奏补气摄血、止血调经之效。

【针灸治疗】气海、关元、三阴交、大敦、足三里、脾俞、百会。

方义：气海、关元调理冲任；三阴交、大敦滋补肝肾；足三里、脾俞调理脾胃；百会升阳补气。

操作：关元针尖向下斜刺，使针感传至外阴或耻骨联合；气海、关元、百会可加灸法；大敦可点刺出血；脾俞、足三里、三阴交、百会常规针刺。

【家庭按摩穴位及手法】患者取仰卧位，屈髋屈膝，充分放松腹部，以手掌或三指按摩关元、气海等穴3~5分钟，以透热为度。取坐位或俯卧位，请人辅助，以拇指指端按揉足三里、百会、脾俞、三阴交等穴80~100次，以局部酸胀为度。

（2）血热妄行

【主要症状】经血非时暴下或淋漓，日久不尽，经色深红，质稠。心烦面赤，时有便秘。舌红，苔黄，脉数。

【治法】清热凉血，固冲止血。

【方药】清热固经汤。

组成：生黄芩、焦栀子、生地黄、地骨皮、阿胶、龟甲、牡蛎、地榆、藕节、甘草。

方义：方中生黄芩、焦栀子、地榆清热泻火，凉血止血；生地黄、地骨皮、阿胶养阴清热，凉血止血；龟甲能化瘀生新；龟甲、牡蛎育阴敛血，固经止血；藕节、棕炭收涩止血；甘草清热解毒，调和诸药。全方清热凉血，固冲止血。

【针灸治疗】太冲、曲池、冲门、隐白、中极、血海、行间。

方义：太冲、曲池、冲门理气止痛；隐白、中极、血海、行间理气行血，调理冲任。

操作：中极针尖向下斜刺，使针感传至外阴或耻骨联合；冲门避开髂外动脉，行直刺或沿着腹股沟方向斜刺；隐白常用灸法；行间可点刺出血；太冲、曲池、血海用常规针刺。

【家庭按摩穴位及手法】患者取仰卧位，屈髋屈膝，充分放松腹部，以手掌或三指按摩中极、冲门等穴3~5分钟，以透热为度。取坐位或俯卧位，请人辅助，以拇指指端按揉足曲池、血海等穴80~100次，以局部酸胀为度。

（3）经血瘀阻

【主要症状】经血非时暴下或淋漓，或交替出现，日久不尽，色紫暗有血块。小腹疼痛、拒按，舌质紫暗或有瘀点、瘀斑。脉沉涩或弦涩有力。

【治法】活血化瘀，固冲止血。

【方药】逐瘀止崩汤。

组成：当归、川芎、三七、没药、五灵脂、牡丹皮炭、丹参、炒艾叶、阿胶、龙骨、牡蛎、乌贼骨。

方义：方中没药、五灵脂活血祛瘀止痛；三七、牡丹皮炭、丹参活血化瘀止血；当归、川芎养血活血；阿胶、炒艾叶养血止血；乌贼骨、龙骨、牡蛎固涩止血。全方共奏活血化瘀、止血调经之效。

【针灸治疗】中极、气冲、三阴交、血海、地机、膈俞。

方义：中极、气冲理气止痛；三阴交通调肝、脾、肾三经经气；血海、地机、膈俞理气行血。

操作：中极用针尖向下斜刺，使针感传至外阴或耻骨联合；气冲，避开动脉，行直刺或沿着腹股沟方向斜刺，不宜灸；三阴交、血海、地机、膈俞用常规针刺。

【家庭按摩穴位及手法】患者取仰卧位，屈髋屈膝，充分放松腹部，以手掌或三指按摩中极、气冲等穴3~5分钟，以透热为度。取坐位或俯卧位，请人辅助，以拇指指端按揉三阴交、血海、膈俞等穴80~100次，以局部酸胀为度。

子宫内膜癌

概述

子宫内膜癌又称子宫体癌，是指原发于子宫内膜的一组上皮性恶性肿瘤，其中多数为起源于内膜腺体的腺癌，称子宫内膜腺癌或子宫内膜样腺癌。子宫内膜癌为女性生殖道常见三大恶性肿瘤之一，约占女性总癌瘤的7%，占女性生殖道恶性肿瘤的20%~30%。多见于老年妇女。

中医病名及病因病机

中医并无子宫内膜癌的相关病名病机的记载，根据其临床特点，中医认为其多属于"癥瘕""妇人腹痛"等妇科杂病范畴。本病的病因病机主要是素体虚弱，风寒湿热之邪侵袭胞宫，或因房事、刀刃所伤，以致气机郁滞、瘀血内停、痰湿瘀结或其他病理产物结于冲任、胞脉，日久所致此病。

病史

常有情志不舒、房事不节或经期产后不慎感受外邪，或经、带异常，少腹不明原因疼痛等病史。

症状

此病常表现为妇人少腹结块，或胀，或满，或痛。亦可见妇人异常胞宫流血，如崩漏、月经过多等。或伴有带下异常等症。

检查

• 妇科检查：若少腹结块大者，视诊可见少腹隆起；触诊可在腹壁或盆腔触及异常包块，质韧或硬；或子宫附件大小、质地、活动度异常。

• 辅助检查

①影像学检查：CT、MRI等检查有利于评估盆腔占位的病变范围和侵袭程度。

②超声检查：经阴道或经腹部超声可根据内膜厚度、回声、宫腔线情况来辅助诊断。

③诊断性刮宫：通过刮宫获取宫腔组织，行进一步病理检查，在没有宫腔镜之前，诊断性刮宫是作为子宫内膜增生和子宫内膜癌的"金标准"。

④宫腔镜检查：宫腔镜可直接观察内膜和宫颈，对局灶性子宫内膜癌的诊断更准确。

诊断标准

根据患者相关病史、症状，结合妇科检查、辅助检查进行诊断。

鉴别诊断

• 功能失调性子宫出血：以经量增多、经期延长、不规则阴道流血为主要表现，妇科检查无异常，诊断性刮宫是鉴别诊断的关键。

• 萎缩性阴道炎：表现为绝经后出血或血性白带，妇科检查可见阴道壁黏膜薄、充血，有散在的出血点。阴道超声示子宫内膜厚度<4mm。雌激素局部治疗有效。

• 老年性子宫内膜炎：表现为绝经后白带增多或血性白带，查体子宫常有压痛。经阴道超声、内膜活检有利于鉴别。

• 内生型子宫颈癌：可表现为阴道异常出血或排液。内生型子宫颈癌的癌灶位于宫颈管内，部分患者可出现宫颈管增粗、变硬或呈桶状，而宫颈外口外观无异常，可行颈管搔刮术鉴别。

• 输卵管癌：可以表现为间歇性阴道排液、阴道流血、下腹痛，可有附件包块。诊刮术和影像学检查可协助诊断。

辨证论治

（1）气滞血瘀

【主要症状】少腹部包块，触之质地坚硬，可伴有压痛，腹部胀满不适，经期延长，或月经量多、淋漓，经色黯，时有血块，或有经行腹痛；胸闷不舒，善太息，面色晦暗。舌质暗，有瘀点或瘀斑，苔薄，脉弦涩。

【治疗原则】行气活血，化瘀消癥。

【方药】香棱丸。

组成：木香、丁香、小茴香、三棱、莪术、枳壳、青皮、川楝子。

方义：方中三棱、莪术行气破血，散结消癥；木香、丁香、小茴香温经行气导滞；青皮疏肝解郁，消积行滞；川楝子泻热疏肝，行气止痛。

【针灸治疗】子宫、三阴交、关元、曲骨、气冲、血海、合谷、肝俞、太冲。

方义：子宫、三阴交通调肝、脾、肾三经经气；关元、曲骨、气冲、合谷、肝俞、太冲理气止痛；血海补血行血。

操作：曲骨针尖向下斜刺，使针感传至外阴或耻骨联合；气冲避开动脉，行直刺或沿着腹股沟方向斜刺，不宜灸；关元、血海可用灸法；三阴交、肝俞、合谷、太冲、子宫常规针刺。

【家庭按摩穴位及手法】患者取仰卧位，屈髋屈膝，充分放松腹部，以手掌或三指按摩子宫、关元、曲骨、气冲3~5分钟，以透热为度。取坐位，用拇指指端按揉合谷、太冲等穴80~100次，以局部酸胀为度。

（2）痰湿瘀结

【主要症状】下腹有包块按之不坚，小腹或胀或满，经期错后或经行淋漓难净，甚或闭而不行，带下量多，胸脘痞闷，形体肥胖。舌紫暗，有瘀斑、瘀点，苔白腻，脉弦滑或沉滑。

【治疗原则】化痰除湿，行血消癥。

【方药】苍附导痰丸。

组成：茯苓、半夏、陈皮、甘草、苍术、香附、枳壳、生姜、神曲。

方义：方中二陈汤化痰燥湿，和胃健脾；苍术燥湿健脾；香附、枳壳宽中理气；神曲、生姜健脾和胃。

【针灸治疗】子宫、三阴交、关元、曲骨、蠡沟、中极、曲池、足三里、阴陵泉、丰隆、气海。

方义：子宫、三阴交通调肝、脾、肾三经经气；关元、气海行气补气；曲骨、蠡沟、中极行气止痛；曲池、足三里调理脾胃；阴陵泉、丰隆燥湿化痰。

操作：中极、曲骨针尖向下斜刺，使针感传至外阴或耻骨联合；关元、气海可用灸法；蠡沟沿胫骨平刺；子宫、三阴交、曲池、足三里、阴陵泉、丰隆用常规针刺。

【家庭按摩穴位及手法】患者取仰卧位，屈髋屈膝，充分放松腹部，以手掌或三指摩子宫、关元、气海、曲骨、中极等穴3~5分钟，以透热为度。取坐位，用拇指指端按揉足三里、阴陵泉、丰隆等穴80~100次，以局部酸胀为度。

（3）肾虚血瘀

【主要症状】小腹有积块，拒按，有触痛，月经量或多或少，月经延后，月经期间小腹刺痛剧烈，经色紫暗有块。伴腰膝酸软，头晕耳鸣，小便数，夜尿多。舌暗，有瘀点，脉沉涩。

【治疗原则】补肾活血，消癥散结。

【方药】益肾调经方。

【组成】巴戟天、杜仲、续断、乌药、艾叶、白芍、益母草、当归、熟地黄。

方义：方中巴戟天、杜仲、续断补肾壮腰，强筋止痛；乌药温肾散寒；

当归、熟地黄、白芍滋阴养血益精；益母草活血化瘀调经。全方共奏补肾益气毒、化瘀消癥之效。

【针灸治疗】关元、中极、天枢、气海、肓俞、肾俞、命门、涌泉、合谷、血海。

方义：关元、涌泉、命门补肾培元，调理冲任；中极、天枢、气海调理中气，通经活络，补益气血化生之源，气血行则瘀自除；肓俞、肾俞补肾气，肾藏精，精化血，肾气充则精血化生有源，气行则血行，瘀血自散；合谷清热活血通络；血海是足太阴脾经穴位之一，能够调经统血，活血化瘀。

操作：中极针尖向下斜刺，使针感传至外阴或耻骨联合；天枢、肓俞可加电针；关元、气海可用灸法；肾俞、命门、涌泉、合谷、血海用常规针刺。

【家庭按摩穴位及手法】患者取仰卧位，屈髋屈膝，充分放松腹部，以手掌或三指按摩关元、气海、中极等穴3~5分钟，以透热为度。取坐位或请人辅助，用拇指指端按揉肾俞、涌泉、血海等穴80~100次，以局部酸胀为度。

免疫性不孕

概述

免疫功能是机体通过各免疫组织和细胞的密切协作，识别"自己"和"非己"成分，清除进入人体的"异常物质"，从而维持机体平衡，以维持人体的健康。免疫性不孕即由于免疫紊乱引发针对生殖组织和细胞的免疫反应而导致生殖功能的紊乱和障碍。免疫性不孕主要包括女性抗卵巢免疫和女性抗精子免疫。与免疫性不孕相关的抗体主要包括抗类固醇细胞抗体、颗粒细胞抗体、促性腺激素抗体、抗透明带抗体、抗卵母细胞抗体、抗精子抗体。在不孕的众多病因中，免疫因素占10%~20%。

中医病名及病因病机

中医并无"免疫性不孕"记载，依据该类患者的临床特点，本病多归属中医学"不孕""无子"的范畴。本病的病因病机多属肾虚为本，瘀血、湿热、邪毒为标。病位在肝、肾、脾，病性多属本虚标实。多因瘀血、湿热、邪毒等诸多因素损及肾、气血、冲任及胞宫，难以摄精成孕。

病史

作为一种自身免疫性疾病，免疫性不孕可以作为其他免疫疾病的一部分，故一些患者可有内分泌疾病及全身免疫性疾病史；另外，部分患者还合并月经紊乱、卵巢功能减退、性生活不洁等病史。

症状

除了合并其他自身免疫性疾病的相关症状外，免疫性不孕本身并没有明显的临床主观症状，生殖上主要表现为原发性卵巢功能不全或卵巢功能早衰、不孕症。当继发于其他自身免疫性疾病时，可伴相关临床症状。如艾迪森氏病时，患者可有长期慢性的疲劳、肌肉无力、食欲不振、体重减轻。皮肤、肘膝关节、小关节等发生色素沉着。

检查

• 非器官自身特异性抗体检查：包括抗磷脂抗体、抗核抗体。

• 器官自身特异性抗体检查：包括抗精子抗体、抗子宫内膜抗体、抗卵巢抗体、抗HCG抗体、抗滋养层抗体、抗透明带抗体。

• 行输卵管造影、妇科超声、CT、MRI等以协助排除其他原因导致的不孕。

诊断

• 排除其他原因导致的不孕。

• 卵巢自身抗体或相关抗体阳性。

• 精液–宫颈黏液穿透实验、精液–宫颈黏液混合实验提示精子运动能力受限。

• 抗精子抗体的免疫株实验判断宫颈黏液是否有结合精子能力的抗体。

• 透明带黏附实验观察精子与透明带的相互作用。

鉴别诊断

• 卵巢功能不全性不孕：卵巢功能不全患者常表现为月经期缩短、月经量少等。基础内分泌检查、血清AMH检查有利于鉴别。

• 输卵管性不孕：输卵管因素的不孕常表现为下腹隐痛、腰骶部坠胀痛、白带增多、经期延长、痛经等。行腹腔镜检查、子宫输卵管造影、子宫输卵管超声造影、经阴道注水腹腔镜检查、输卵管镜检查可鉴别。

辨证论治

结合全身症候及舌、脉象，四诊合参，辨别标本虚实。一般而言，月经后期或先后不定期，月经量少，色淡，伴腰膝酸软、头晕耳鸣多属肾虚；月经延长、量不多，经色黯红、质黏稠，或带下量多，或下腹部热痛多属湿热；经期延长、量多或量少，经色紫黯，血块较多，经期下腹刺痛拒按多属血瘀。

（1）肾虚血瘀

【主要症状】婚久不孕或曾有多次人工流产史，免疫抗体阳性，月经后期或先后不定期，经量少，经色黯。头晕耳鸣，面色晦暗，腰膝酸软，或小腹隐痛。舌黯，苔薄白，脉弦细。

【治疗原则】补肾活血，调经助孕。

【方药】五子衍宗丸合四物汤加减。

组成：枸杞子、菟丝子、车前子、覆盆子、五味子、熟地黄、芍药、当归、川芎。

方义：方中菟丝子温肾壮阳，枸杞子滋补肝肾，覆盆子益肾缩尿固精；四物汤补血活血，调经。全方共奏补肾活血、调经助孕之功。

【针灸治疗】关元、中极、天枢、肓俞、气海、肾俞、命门、涌泉、合谷、血海。

方义：关元、中极、气海调理冲任；肓俞、肾俞、命门、涌泉补肾益精；天枢、合谷、血海行气活血。

操作：中极针尖向下斜刺，使针感传至外阴或耻骨联合；天枢、肓俞可加电针；关元、气海可用灸法；肾俞、命门、涌泉、合谷、血海用常规针刺。

【家庭按摩穴位及手法】患者取仰卧位，屈髋屈膝，充分放松腹部，以手掌或三指按摩关元、气海、中极等穴3~5分钟，以透热为度。取坐位，用拇指指端按揉肾俞、命门、三阴交、太溪等穴80~100次，以局部酸胀为度。

（2）阴虚血热

【主要症状】婚久不孕，免疫抗体阳性，月经先期，经期延长，经量或多或少，色鲜红或深红，质黏稠。伴咽干口渴，五心烦热，大便干结，小便黄赤。舌红，少苔，脉细数。

【治疗原则】滋阴清热，调经助孕。

【方药】六味地黄丸。

组成：熟地黄、山药、山茱萸、牡丹皮、茯苓、泽泻。

方义：方中山茱萸、山药、熟地黄滋补三阴；牡丹皮、泽泻、茯苓泻湿浊而降相火。全方共奏滋阴清热、调经助孕之功。

【针灸治疗】关元、横骨、肓俞、天枢、气海、肾俞、太溪、三阴交。

方义：太溪、三阴交健脾、调肝、固肾，补益阴精；关元、天枢补益元气，调理脾肾，补益精血；气海、肾俞和中气，补肾气；横骨、肓俞共清血热。

操作：横骨针尖向下斜刺，使针感传至外阴或耻骨联合；天枢、肓俞可加电针；关元、气海可用灸法；肾俞、太溪、三阴交用常规针刺。

【家庭按摩穴位及手法】患者取仰卧位，屈髋屈膝，充分放松腹部，以手掌或三指按摩关元、气海等穴3~5分钟，以透热为度。取坐位，用拇指指端按揉肾俞、三阴交、太溪等穴80~100次，以局部酸胀为度。

（3）湿热瘀结

【主要症状】婚久不孕，免疫抗体阳性，月经期延长，经色黯红，质黏稠，下腹灼痛或有包块，带下量多，色黄，质黏稠。舌黯红苔黄，脉弦滑数。

【治疗原则】清热利湿，活血调经。

【方药】四妙散合血府逐瘀汤。

组成：苍术、黄柏、牛膝、薏苡仁、赤芍、川芎、当归、生地黄、桔梗、枳壳、桃仁、红花。

方义：方中牛膝逐瘀通经，黄柏、薏苡仁、苍术清热利水，赤芍、川芎、桃仁、红花活血祛瘀，生地黄、当归清热活血，桔梗、枳壳理气活血。全方共奏清热利湿、活血调经之功。

【针灸治疗】取关元、中极、气海、阴陵泉、血海、曲池。

方义：关元、气海接近胞宫，补益元气；中极活血化瘀，通络止痛；阴陵泉、血海、曲池通络行血，清利湿热。

操作：中极针尖向下斜刺，使针感传至外阴或耻骨联合；关元、气海可用灸法；阴陵泉、曲池、血海用常规针刺。

【家庭按摩穴位及手法】患者取仰卧位，屈髋屈膝，充分放松腹部，以手掌或三指按摩中极、关元、气海等穴3~5分钟，以透热为度。取坐位，用拇指指端按揉阴陵泉、曲池、血海等穴80~100次，以局部酸胀为度。

（张君宝）

辅助生殖技术周期

概述

人类辅助生殖技术是指采用医疗辅助手段使不孕夫妇妊娠的技术，其包括人工授精（artificial insemination，AI）和体外受精–胚胎移植（in vitro fertilization–embryo transfer，IVF–ET）及其衍生技术两大类。据报道，2007—2020年间，我国不孕发病率已从12%上升到18%，在这部分患者家庭中，有生育意愿需要依靠辅助生殖技术来实现。因此，辅助生殖技术的发展对我国人口的增长有至关重要的作用。

辅助生殖的分类

• 人工授精：人工授精是指将精子注入母体，在母体输卵管内完成受精过程的技术。此技术主要适用于男性不孕症。根据精液来源，人工授精也分为使用丈夫精子的夫精人工授精（AIH）和使用匿名人士提供精子的供精人工授精（AID）两大类。

• 体外受精–胚胎移植及其衍生技术：体外受精–胚胎移植技术俗称"试管婴儿"技术，是指将卵细胞和精子取出，在体外进行人工授精并早期培育，然后将胚胎移植进母体子宫内，使其着床并继续发育成胎儿的技术。此技术适用于主要由女性因素导致的不孕。

近年来，在常规体外受精−胚胎移植技术基础上又衍生出多种新技术，其主要包括单精子卵细胞质内注射、种植前胚胎遗传学诊断、未成熟卵母细胞体外成熟技术、细胞核移植（克隆）技术、胚胎冻融技术、胚胎干细胞研究等。

中医对辅助生殖的影响

• 卵巢反应：中医对辅助生殖技术中的卵巢反应呈双向调节作用。对于应用辅助生殖技术后的卵巢过度刺激综合征来说，中医可调整其敏感性，在应用同样的治疗手段后，减少卵巢过度刺激综合征的发生；反之，对于卵巢低反应者来说，中医通过增加卵泡数量与提高卵泡质量，提高卵巢储备作用以增强卵巢反应，提高临床妊娠率。

• 卵细胞质量：卵细胞的发育以肾精充足为基础，以月经正常为外在表现。补肾中药可益肾填精，产生明显的调经和促排卵作用，提高卵细胞质量，增强卵裂能力。

• 子宫内膜容受性：中医可通过调节"肾−天癸−冲任−胞宫"生殖轴，疏通胞宫及濡养内膜，从而改善子宫内膜形态、提高子宫内膜血液循环、影响雌孕激素及其受体水平、雌激素受体相关调控因子以及雌激素受体相关基因的表达。

• 心理情绪：中医情志护理干预可改善患者由于不孕引发的忧、思、悲、恐等不良情绪，缓解焦虑抑郁状态，使患者以最佳的身心状态接受辅助生殖技术的治疗，从而提高辅助生殖技术的受孕成功率。

• 并发症：卵巢过度刺激综合征是辅助生殖技术中最严重的促排卵并发症，甚至危及生命。在中医药治未病理论指导下，预先整体调节受试者身心平衡，可显著降低卵巢过度刺激综合征发生率及重病率。

辨证论治

随着辅助生殖技术在不孕症中的广泛运用，如何提高移植后的成功率并减少并发症成为诊疗过程中不可忽视的问题，传统中医药联合现代辅助生殖技术以提高妊娠率可能是最好的解决方法之一。尤昭玲教授运用"生、长、化、收、藏"的规律指导辨证论治，认为降调期以"藏"为主，抚巢静养；促排前期以"生"为主，助卵育泡；促排后期以"长"为主，暖巢调泡；移植期以"化"为主，培土育膜；妊娠期以"收"为主，固胎摄胎。曾倩教授提出"氤氲动静藏泻"生殖思想，认为降调期为前期募集重藏以静；促排期为氤氲前期，主泻以动；移植期为氤氲后期，泻藏制衡；妊娠期为的候既成之期，以藏固胎。连芳教授以不同月经周期的阴阳消长指导用药。综合各家运用中医药结合辅助生殖技术治疗不孕症经验，总括如下。

（1）降调期

此期为卵泡募集期，垂体抑制，卵泡处于相对静止期，卵巢处于临时休眠状态，为后续获得优势卵泡做充足准备。

【治则】"静"与"藏"。

【治法】益肾养精。

【方药】六味地黄丸加减。

组成：熟地黄、山药、山茱萸、茯苓、泽泻、牡丹皮。

方义：方中重用熟地黄为君药，填精益髓，滋补阴精。臣以山茱萸补养肝肾，并能涩精；山药双补脾肾，既补肾固精，又补脾以助后天生化之源。君臣相伍，三阴并补。补肾精之法，必当泻其"浊"，方可存其"清"，故佐以泽泻利湿泄浊，并防熟地黄之滋腻；牡丹皮清泄相火，并制山茱萸之温涩；茯苓健脾渗湿，配山药补脾而助健运。此三药合用，即所谓"三泻"，泻湿浊而降相火。六药合用，补泻兼施，泻浊有利于生精，降火有利于养阴，诸药滋补肾之阴精而降相火。滋养得益，亦可改善失眠、潮热、盗汗等症状。

加减：心火亢盛、心烦失眠者加酸枣仁、夜交藤；忧郁恼怒者合逍遥散加减；脾胃虚弱、脘腹痞胀者去熟地黄，加砂仁（后下）、木香。

【针灸治疗】内关、公孙、子宫、三阴交、足三里。

方义：足阳明胃经之足三里、足太阴脾经之公孙益胃健脾以养后天生化之源；内关开胸散气并调经活血；子宫近取温补肾元；三阴交补养三阴，滋气血，养胞宫。诸穴共用使胞宫生化有源，并滋而不滞。肾阳不足者加肓俞、太溪、然谷、命门；肾阴不足者加太溪、照海；肝郁者加合谷、太冲；痰瘀内阻者加中极、阴陵泉、血海、中脘。

操作：子宫穴用针尖向下直刺，使针感传至外阴或耻骨联合，并结合灸法；内关、公孙、三阴交、足三里常规针刺。

【家庭按摩穴位及手法】

• 耳穴按压：取肾、内分泌、心、皮质下、神门、肝等耳穴进行轻柔按压。

• 腹部操作：取仰卧位，按顺时针方向于小腹部位行摩法，手法要求深沉缓慢，同时配合按摩气海、关元，约10分钟。

• 背部操作：用滚法在腰脊柱两旁治疗后，按揉肾俞、肝俞各2~3分钟，以酸胀为度。

• 下肢部操作：按揉三阴交2~3分钟。

（2）促排期

此期为控制性超促排卵期，下丘脑-垂体-卵巢轴由抑制转为激动，卵细胞开始发育成长至成熟。

【治则】"补"与"动"。

【治法】补肾通络。

【方药】经后期方（《夏桂成实用中医妇科学》）加减。

组成：熟地黄、枸杞子、山药、山茱萸、菟丝子、当归、女贞子、红花、丹参。

方义：方中重用熟地为君，填精益髓滋补肾精；臣以枸杞子、女贞子、菟丝子、山茱萸补精益髓，固摄冲任；佐以山药平补肺脾肾，当归补血填精，红花、丹参活血通经。全方补中寓行，补而不滞，促进卵细胞生长，提高卵细胞质量。

加减：腰膝酸软、小腹冷感者加杜仲、淫羊藿、巴戟天；痰湿阻滞者以苍附导痰丸加减；面浮足肿、小便短少者加防己、黄芪；腹痛者加五灵脂、乳香、没药。

【针灸治疗】内关、公孙、水道、归来、中极、足三里。

方义：内关疏调心中气机；足阳明胃经之足三里、足太阴脾经之公孙，健脾益胃以养后天生化之源；近取水道、归来、中极调经活络。肾阳不足加太溪、然谷；肾精亏损加肾俞、八髎、三阴交；痰瘀内阻加合谷、太冲、阴陵泉、血海；气血两虚加中脘、关元。

操作：水道、归来使用电针；内关、公孙、中极、足三里常规针刺。

【家庭按摩穴位及手法】取肾、脾、卵巢、内生殖器、肝、心、盆腔等耳穴贴压。

（3）移植期

此期受大量外源性促性腺激素（Gn）刺激，子宫内膜容受性下降，影响胚胎着床。此期应旨在使内膜–胚胎兼容，以使胚胎顺利着床。

【治则】"摄"。

【治法】健脾益肾安胎。

【方药】经前期方（《夏桂成实用中医妇科学》）加减。

组成：熟地黄、枸杞子、菟丝子、覆盆子、巴戟天、肉苁蓉、续断、鹿角片、当归、党参、紫石英。

方义：方中熟地黄、枸杞子益肾填精；菟丝子、巴戟天、续断温补肾阳；肉苁蓉、鹿角胶、当归精血并补；覆盆子收涩固精；紫石英温肾暖宫；辅以党参健脾安胎。全方阴阳并补，气血兼顾，调节内膜以适应胚胎。

加减：小腹、手足不温者，加鹿角胶、牛膝、巴戟天等；偏血瘀者，加红花、牛膝、延胡索。

【针灸治疗】地机、太冲、归来、足三里、三阴交。

方义：三阴交补三阴、调气血、养胞宫；地机、足三里滋养后天；太冲通畅气机，疏调肝郁；归来活血化瘀，调经通络。痰瘀内阻者加归来、丰隆、中脘；阴虚内热者加太溪；气血不足者加关元、太溪。

操作：足三里可使用灸法；地机、太冲、归来、三阴交常规针刺。

【家庭按摩穴位及手法】取子宫、内分泌、脑点耳穴进行轻柔按压。

（4）妊娠期

此期由于前期大量激素的使用，和患者本身肾气虚弱等原因，运用辅助生殖技术妊娠者流产率显著高于自然妊娠者。故此期应以着床的胚胎在胞宫中正常发育为主。

【治则】"固"。

【治法】固肾安胎。

【方药】寿胎丸加减。

组成：菟丝子、桑寄生、续断、阿胶。

方义：方中重用菟丝子为君，补肾益精，固摄冲任，肾旺自能荫胎；桑寄生、续断为臣，补益肝肾，养血安胎；阿胶补血为佐使。四药合用，共奏补肾养血、固摄安胎之效。

加减：气虚乏力者，加党参、白术健脾益气；小腹下坠者，加黄芪、升麻益气升提；阴道流血者，加乌贼骨固冲止血。

【针灸治疗】足三里、上巨虚、解溪、太冲、太溪。

方义：胃经之足三里、上巨虚、解溪以健脾补虚，通腑泻浊；肾经原穴太溪以补肾安胎；肝经太冲疏调肝气，调畅气机。

操作：皆使用常规针刺法。

注意事项：妊娠期注意谨慎用药，即便用药，也必须按照医嘱正确使用，针灸保胎也需于正规医疗机构进行操作；保持健康饮食，合理补充营养，不偏食挑食；孕期前3个月及后2个月避免进行性生活，其余时间遵医嘱进行性生活。

（余　顺）

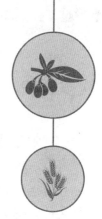

第四部分

不孕症的
养生调护

饮食调护

《素问·上古天真论》曰："上古之人，其知道者，法于阴阳，合于数术，食饮有节，起居有常，不妄作劳，故能形与神俱，而尽终其天年，度百岁乃去；今时之人不然也，以酒为浆，以妄为常，醉以入房，以欲竭其精，以耗散其真，不知持满，不时驭神，务快其心，逆于生乐，起居无节，故半百而衰也。"表明了良好的饮食起居习惯对人体健康的重要性。

《素问·脏气法时论》曰："五谷为养，五果为助，五畜为益，五菜为充，气味合而服之，以补益精气。"强调了适宜的食物摄入具有补益精气的作用。《素问·宣明五气》曰："酸入肝，辛入肺，苦入心，咸入肾，甘入脾。"阐明了五味与五脏的关系。

孙思邈在其著作《备急千金要方》中专辟"食治"篇，曰："夫为医者，必须先洞晓病源，知其所犯，以食治之；食疗不愈，然后命药。""若能用食平疴，释情遣疾者，可谓良工。""安身之本，必资于食；救疾之速，必凭于药。"强调了饮食调护在治疗疾病和养生保健中的重要作用。

根据产生的原因及阶段的不同，不孕症饮食调护的原则方法各异。此外，应结合个人体质特点、所处地理生态环境、季节气候等，因人因地因时制宜。夫妻双方针对各自症状表现及体质特点，均可辨证、辨体进行饮食调理。

辨证施膳

《圣济总录·妇人血气门》："妇人所以无子者，冲任不足，肾气虚寒也。"指出妇女不孕是由冲任不足、肾气虚寒所致。《针灸甲乙经·妇人杂病》记载："女子绝子，虾血在内不下。"表明瘀血是不孕的重要原因。《医宗金鉴·妇科心法要诀》云："不孕之故……或因宿血积于胞中……或因体盛痰多，脂膜壅塞胞中而不孕。"指出女子不孕的主要病因为瘀血、痰湿等阻于胞宫，导致冲任失调。《傅青主女科·种子》认为肾虚、脾寒、肝郁、湿盛等是不孕的重要病因。《景岳全书·妇人规》："情怀不畅……则胎孕不受。"强调情志不畅是不孕的重要病因。现代大量临床实践经验及数据研究均表明不孕症的病因病机多为本虚标实，主要以肾虚为本，血瘀、肝郁、痰湿、湿热、寒凝等为标。故治疗当在补肾固本的基础上针对不同的病因病机辨证施膳。

1. 肾气虚

【主要症状】腰膝酸软，神疲乏力，耳鸣耳聋；小便清长次数多，夜尿频，或遗尿，或尿不尽，或尿失禁；月经淋漓不尽、白带清稀量多；久病咳喘，呼多吸少，气难以接续，稍微活动喘甚，中气不足，或气短息促；精神疲惫，自汗，两颧红，心烦，口燥咽干等。

【推荐食材】益智仁、核桃仁、山药、猪肾、人参、羊肉等。

【推荐食疗方】

• 益智仁粥

原料：益智仁、粳米，比例为1：10。

做法：益智仁研末备用。先将粳米淘洗干净，加入适量清水煮成粥，然后调入益智仁末，加细盐少许，稍煮片刻即成。每日2次，作早晚餐食用，15天为1个疗程。

• 胡桃仁粥

原料：核桃仁、粳米，比例为1：2。

做法：核桃仁切成米粒样大小备用。先将粳米淘洗干净，加清水如常法煮成粥，粥成后加入核桃仁再煮片刻即可。可作早晚餐食用。每日1~2次，15天为1个疗程。

• 参归山药猪腰

原料：猪肾1个，人参、当归各10g，山药30g。

做法：猪肾冲洗干净，切片备用。先将人参、当归放入砂锅内加清水适量煮10分钟，再加入猪肾、山药，熟后即捞出猪肾。待冷后加入麻油、葱、姜等调味拌匀即成。每日2次，佐餐食用，15天为1个疗程。

2. 肾阳虚

【主要症状】腰膝酸软冷痛，手脚冰凉怕冷，尤其是双脚，面色㿠白或黧黑，精神疲倦乏力；或见性欲冷淡，痛经、得温则减，白带清稀量多；或尿频清长，夜尿多；舌淡苔白。

【推荐食材】杜仲、肉桂、蚕蛹、肉苁蓉、芡实、菟丝子、黄鳝、韭菜等。

【推荐食疗方】

• 羊肾苁蓉羹

原料：羊肾1对、肉苁蓉30g、黄酒、葱、生姜、食盐。

做法：羊肾冲洗干净，肉苁蓉用黄酒浸泡一夜，刮去皱皮。羊肾切片、肉苁蓉切碎放入锅中，加适量清水、黄酒、葱、生姜、食盐，煮至熟烂即可，空腹食用。

• 冬虫夏草鸭

原料：公鸭1只、冬虫夏草5~10枚、食盐、葱、姜等。

做法：公鸭处理干净切块，与冬虫夏草一同放入锅中，加清水适量，调料适量，大火烧开后以小火炖烂。每日佐餐食用，15天为1个疗程。

3. 肾阴虚

【主要症状】腰膝酸软而痛，头晕耳鸣，失眠多梦，形体消瘦，潮热盗汗，五心烦热，咽干颧红，或见性欲偏亢，月经量少或经闭，或见崩漏，舌红少苔或无苔。

【推荐食材】山药、牛乳、黑芝麻、核桃仁、松子仁、桑椹、荸荠等。

【推荐食疗方】

• 地仙煎

原料：山药50g、牛乳200mL、甜杏仁20g。

做法：杏仁用水浸泡，去皮尖，研细。山药洗净，去皮切碎，与杏仁、牛乳混合，绞取汁液，加热煮沸，停火。每日1~2次，15天为1个疗程。

• 桑椹蜜膏

原料：鲜（干）桑椹、蜂蜜。

做法：桑椹洗净加水适量煎煮，半小时取煎液1次，加水再煎，半小时再取煎液一次，两次煎液合并，再以小火熬制，熬至较黏稠时，加入蜂蜜，沸腾即关火，装瓶备用。每次1汤匙，以沸水冲化，温热饮用，每日2次，15

天为1个疗程。

• 枸杞叶炒鸡蛋

原料：鲜枸杞叶、鸡蛋。

做法：枸杞叶洗净滤水放入大碗中备用，将鸡蛋打入其中搅拌，起锅烧油，将上述食材倒入锅中，炒熟，加食盐少许调味，佐餐食用。

4. 血瘀

【主要症状】月经色暗，夹有血块，痛经，其疼痛特点为痛如针刺、痛处拒按、固定不移、常在夜间痛甚；面色黧黑，或唇甲青紫，或肌肤甲错，或皮肤出现丝状红缕，或皮下出现紫斑，舌质紫暗，或有紫斑，或舌下络脉瘀青。

【推荐食材】当归、川芎、桃仁、红花、三七、姜黄、玫瑰花、丹参、莲藕等。

【推荐食疗方】

• 桃仁粥

原料：桃仁（去皮尖）20枚、生地黄30g、桂心（研末）3g、粳米100g、生姜少许。

做法：地黄、桃仁、生姜三味加米酒适量一同研末，滤出汁液备用。另以粳米煮粥，加入上述汁液，调入桂心末。空腹热食，每日1剂。

• 红花当归酒

原料：红花100g、当归50g、桂皮50g、赤芍50g，50~60度的食用酒10L。

做法：将上药干燥粉碎成粗末，加入食用酒浸渍10~15天，过滤，再加入适量食用酒续浸泡药渣3~5天，过滤，两次所得酒相加。每次服10~20mL，每日3次。

• 丹参烤里脊

原料：猪里脊肉300g、丹参（煎水）9g、番茄酱25g，葱、姜末各3g，水发兰片、熟胡萝卜粒各少许，精盐、白糖、绍酒、酱油、醋、花椒水、豆油适量。

做法：将猪里脊肉切块，在肉表面开口，加入酱油腌制，放入热油内炸至表面金黄，放入容器，加入丹参水，再加入适量调味料，放入烤炉，烤熟之后切片备用。锅内放油，入兰片、胡萝卜粒煸炒一下，加清汤、白糖、番茄酱、绍酒、精盐、花椒水。出锅后，加明油，浇在里脊片上即成。日常佐餐随量食用，每周3~5次。

• 三七蒸蛋

原料：三七末3g、莲藕1段、鸡蛋1枚。

做法：莲藕洗净，削皮，榨取藕汁约50mL置碗中；鸡蛋去壳，与三七末、藕汁一起搅拌（也可加入少许冰糖调味），隔水蒸1小时即可。每日2次。

• 乌贼桃仁汤

原料：鲜乌贼鱼肉250g、桃仁15g，黄酒、酱油、白糖各适量。

做法：乌贼肉冲洗干净，切条备用；桃仁洗净，去皮备用；乌贼肉放入锅中，加桃仁、清水，旺火烧沸后加黄酒、酱油、白糖，再用小火煮至烂熟即成。每日2次。

5. 肝郁

【主要症状】长期心情不畅、焦虑抑郁、烦躁不安、失眠；胸胁、脘腹等处胀闷疼痛，症状时轻时重，部位不固定，随情绪波动而变化，或随嗳气、矢气、太息等减轻；或觉咽中如有物阻，吐之不出，咽之不下；行经前乳房胀痛；面部痤疮或黄褐斑长期不愈，或随着情绪变化而消长等。

【推荐食材】黄花菜、柚子皮、佛手、枳壳、香附、木香、川芎、柑橘、玫瑰花、绿萼梅等。

【推荐食疗方】

• 三花茶

原料：玫瑰花7朵、代代花3朵、绿萼梅3朵。

做法：将上三花放入杯中，用沸水冲泡即可。代茶饮。

• 佛手陈皮茶

原料：佛手柑、陈皮、绿茶。

做法：将上三味等量放入杯中，用沸水冲泡。代茶饮。

• 木香饮

原料：木香、米酒。

做法：木香研末备用。取木香粉2g，入热米酒15mL调服。每日2次。

• 大蒜炒丝瓜

原料：丝瓜250g、大蒜50g。

做法：丝瓜去皮切段，大蒜敲碎，用植物油炒熟，加少量盐及生抽调味。佐餐食用。

• 炒新鲜黄花菜

原料：黄花菜300g、腰果50g、青辣椒1个、红辣椒1个、猪里脊300g、姜粉5g、盐5g。

做法：摘除黄花菜花蕊，将黄花菜在淡盐水中浸泡30分钟备用。将腰果炒到微黄盛出，再热锅爆香姜粉，加入肉丝，待肉丝变色后加入青红辣椒丝大火翻炒，再加入黄花菜翻炒，加盐调味。佐餐食用。

6. 痰湿

【主要症状】头重如裹，肢体困重，疲惫嗜睡，面部如蒙油垢；胸闷脘腹痞满，口中黏腻，饮食不爽，恶心干呕；大便稀溏，小便浑浊，白带量多；舌苔滑腻，舌边尖或有齿痕。

【推荐食材】萝卜、冬瓜、芹菜、赤小豆、薏苡仁、荷叶、佛手、肉豆蔻、草果等。少食面食、甜食、酒、冷饮、油腻之品。

【推荐食疗方】

• 佛手荷叶茶

原料：鲜（干）佛手、干荷叶。

做法：取适量佛手、荷叶，开水冲泡，代茶饮，频频服用。

• 扁豆薏苡仁粥

食材：薏苡仁、扁豆、粳米，比例为1∶2∶4。

做法：将薏苡仁、扁豆、粳米洗净，加入适量清水，煮成粥，佐餐食用。

• 豆蔻草果炖乌鸡

食材：乌骨鸡整只、肉豆蔻、草果。

做法：将乌骨鸡处理干净备用，将肉豆蔻、草果炒香，装入鸡腹，扎定，放入锅中，加入适量清水，少许盐、料酒、葱姜，炖至熟烂即可食用。

• 鲤鱼赤豆汤

原料：赤小豆、鲤鱼、生姜。

做法：赤小豆洗净，加适量清水，浸泡半小时；生姜洗净、切片备用；鲤鱼去鳃、肠，鳞片不去，洗净备用；起锅烧油，鲤鱼煎至两面金黄，加入适量清水，加入浸泡好的赤小豆、生姜，再加少许食盐、料酒；大火煮至沸腾，改为小火慢炖，至赤小豆熟烂即可食用。每周2~3次。

7. 湿热

【主要症状】尿频，尿急，尿道涩滞灼痛，小便短黄或混浊，大便秘结或便溏不爽；胸脘痞闷，胃口不好；白带黄浊，有异味；皮肤或眼白发黄，或觉皮肤瘙痒；肢体困重，面部、头皮爱出油；或伴发热，口苦口渴，舌质红苔黄腻。

【推荐食材】栀子、鸡内金、郁金、白茅根、马齿苋、鸡骨草、藿香、玉米须、茯苓、薏苡仁、蒲公英、枳实、竹茹、橘皮等。少吃油腻、辛辣食物。

【推荐食疗方】

• 栀子仁粥

原料：栀子仁、粳米、冰糖，比例为1:10:1。

做法：栀子仁研粉备用，粳米煮至八成熟，加入栀子仁粉，继续熬，待粥煮熟，加入冰糖，煮至融化即可。温热食用，每日2次，3天为1个疗程。

• 鸡骨草枣汤

原料：鸡骨草30g、大枣10枚。

做法：鸡骨草与大枣一起放入锅中，加水适量，煎煮20分钟即可。食枣喝汤。每日2次。

- 马齿苋绿豆汤

原料：鲜马齿苋、绿豆。

做法：绿豆洗净，清水浸泡20分钟，用大火煮开，将新鲜马齿苋洗净、切段，加入一起煮开，调至小火，炖煮至绿豆烂即可。每日1次，服3~4天。

- 玉米须蚌肉汤

原料：玉米须、蚌肉。

做法：先将蚌肉放入锅内，文火煮熟，再放玉米须一起煮烂。食蚌肉喝汤，每日2次。

- 莲子荷叶蒸湖鸭

原料：莲子、荷叶、湖鸭胸脯、干香菇。

做法：莲子洗净，清水浸泡20分钟，去心，蒸熟备用；鲜荷叶洗净备用；香菇泡发、洗净，切丁备用；湖鸭胸脯切成小块，加入花雕酒、葱姜、盐、胡椒粉、生粉、蚝油，腌制备用；将莲子、香菇、湖鸭胸脯肉搅拌均匀，用鲜荷叶包裹，蒸半小时至40分钟，熟烂即可食用。

8. 寒凝

【主要症状】怕冷，四肢冰冷；痛经、得温则减，或月经延期，色紫暗，夹有血块；少腹冷痛，或颠顶痛；肠鸣腹泻，小便清长；舌苔白。

【推荐食材】高良姜、干姜、荜茇、砂仁、丁香、八角茴香、小茴香。

【推荐食疗方】

- 当归生姜羊肉汤

原料：当归、生姜、羊肉、胡椒粉、花椒粉。

做法：当归、生姜切片备用，羊肉切块放入清水，煮至沸腾，撇去浮沫，捞出晾凉备用。砂锅内加入羊肉、当归、生姜片，加入适量清水，少许食盐，大火煮至沸腾，改用小火慢炖，待羊肉熟烂，加入胡椒粉、花椒粉，饮汤食肉。每周2~3次，冬季进补尤为适用。

- 姜桂羊肉汤

原料：生姜、肉桂、小茴香、羊肉。

做法：羊肉切块放入清水，煮至沸腾，撇去浮沫，捞出晾凉备用；取生姜、肉桂、小茴香适量，洗净，装入纱布袋内；上述食材一同放入砂锅内，加入适量清水，少许食盐，大火煮至沸腾，改用小火慢炖，待羊肉熟烂即可食用。每周2~3次，冬季进补尤为适用。

辨体施膳

《素问·宝命全形论》："人以天地之气生，四时之法成。"《素问·六节藏象论》："天食人以五气，地食人以五味。"中医的"九种体质"学说，将人分为九种体质，分别是平和质、气虚质、阳虚质、阴虚质、痰湿质、湿热质、血瘀质、气郁质、特禀质。

有学者针对不孕症与中医体质的相关性进行调查研究，结果显示各种体质类型出现的频次依次为气郁质、痰湿质、平和质、血瘀质、气虚质、阴虚质、湿热质、阳虚质、特禀质。

一项针对不同病因导致不孕症的患者的研究结果显示：输卵管性不孕患者多见阳虚质、气郁质、血瘀质；多囊卵巢综合征患者多见痰湿质、气郁质、湿热质、阳虚质、气虚质；卵巢储备功能下降患者多见阳虚质、气郁质、血瘀质；高催乳素血症患者多见气郁质；黄体功能不全患者，多见阳虚质、气郁质、阴虚质；盆腔炎性疾病患者多见阳虚质、气虚质；子宫内膜异位症患者多见血瘀质、阳虚质、气郁质、痰湿质；子宫内膜息肉患者多见痰湿质、气郁质、平和质。

1. 气郁质 见"辨证施膳"之"肝郁"。

2. 痰湿质 见"辨证施膳"之"痰湿"。

3. 血瘀质 见"辨证施膳"之"血瘀"。

4. 湿热质 见"辨证施膳"之"湿热"。

5. 气虚质

【主要症状】面色萎黄，疲倦、少气懒言，声音低微，容易出汗，心慌心悸；腹胀，大便溏薄；小便清长、次数多等。

【推荐食材】粳米、糯米、板栗、花生、山药、大枣、猪肚、羊肚、牛肉、鸡肉、鹌鹑、鲫鱼、鲈鱼、黄花鱼、泥鳅、红糖、饴糖、黄芪、人参等。

【推荐食疗方】

• 黄芪炖鸡

原料：黄芪、母鸡、葱、姜、大料。

做法：除去母鸡皮毛、内脏，将黄芪缝入母鸡腹中，置于砂锅内，加入适量清水，再加入葱姜、料酒、少量食盐，炖煮至鸡肉熟烂即可。佐餐食用。

• 鲜人参炖竹丝鸡

原料：鲜人参2根、竹丝鸡250g、瘦猪肉50g、火腿30g。

做法：将竹丝鸡去毛后，除去内脏，瘦猪肉切片，火腿切粒备用。将竹丝鸡、瘦肉和火腿放入砂锅，加入适量清水，大火煮沸后撇去浮沫，移入盅内，加入葱姜、料酒、少许食盐调味，隔水炖4个小时，鸡肉熟烂即可食用。

• 砂仁黄芪猪肚汤

原料：黄芪25g、砂仁5g、银耳100g、猪肚250g。

做法：银耳泡发备用，黄芪、砂仁洗净备用，猪肚焯水切片备用。全部食材放入砂锅内，大火煮沸转至小火炖2小时，再加食盐调味即可。

6. 阴虚质

【主要症状】时常低热，手足心热，烦躁；心悸，健忘，失眠多梦；头晕，耳鸣，目眩；口干咽痛，舌干红少苔等。

【推荐食材】麦冬、玉竹、黄精、石斛、百合、荸荠、葛根、莲藕、银耳、黑芝麻、牛奶、豆浆、梨子、椰子、蜂蜜、鹅蛋等。

【推荐食疗方】

• 秋梨白藕汁饮

原料：秋梨、鲜藕，比例是1∶1，白砂糖适量。

做法：取梨子和鲜藕切成小块，榨汁，加入白砂糖少许即可。可经常食用。

• 百合莲子粥

原料：百合、莲子、粳米、冰糖。

做法：先将百合、莲子（泡发）洗净，莲子去心备用。将粳米淘洗干净，加入适量水，再将百合、莲子加入其中，先用大火煮沸，再调至小火，煮成粥状，加入适量冰糖溶化即可。可经常食用。

7. 阳虚质

【主要症状】倦怠乏力、气短懒言；畏寒肢冷；脘腹冷痛，久泄不止；小便清长，夜尿多；舌体淡胖。

【推荐食材】丁香、肉桂、羊肉、黄鳝、虾、猪肚、茴香、荔枝、龙眼、板栗等。

【推荐食疗方】

• 山药肉桂粥

原料：山药、肉桂、粳米，比例是30：1：20。

做法：山药去皮洗净，切块备用，肉桂洗净装入纱布袋。粳米洗净，与山药、肉桂一同放入锅中，加水适量，煮成粥状，可经常食用。

• 龙眼蛋汤

原料：龙眼肉、鸡蛋、大枣、红糖。

做法：龙眼肉、大枣洗净，加入适量清水，煮至熟烂，将鸡蛋打散冲入汤内稍煮，加入适量红糖，做点心服用。

• 韭菜炒鲜虾仁

原料：韭菜、鲜虾仁。

做法：韭菜洗净，切段备用，鲜虾仁洗净备用。起锅烧油，加入虾和韭菜，加入少许黄酒，翻炒至虾熟透，起锅装盘，佐餐食用。

注意事项

辨时施膳

针对排卵障碍性不孕，夏桂成教授提出"调周法"，正如《女科要旨·种子》所说，"种子之法在于调经之中"，说明了月经的调畅是孕育的先决和必要条件。在经后期容易出现血、阴、精等不足，应该注重"养"，以滋阴养血、补肾填精为主；经间期（排卵期）重阴必阳，此期以补肾通络调气血为主；经前期阳气生长，以补肾助阳理气为主；行经期为阳气下泻、让位于阴，祛旧生新，此期应注重活血排浊。在饮食搭配上也应该做出相应调整。

均衡膳食

《中国居民膳食宝塔（2023）》提出要食物多样，合理搭配。每天膳食应该包括谷薯类、蔬菜水果、畜禽鱼蛋奶和豆类，应摄入12种以上的食物。

饥饱适度，规律饮食

《黄帝内经》曰："饮食自倍，肠胃乃伤"；"高粱之变，足生大丁"；"谷肉果蔬，食养尽之，无使过之，伤其正也"。适量的饮食摄入利于健康，过则犹不及。每天应按时吃饭，不能饥一顿、饱一顿。

清淡饮食

感染类不孕症患者及采用辅助生殖技术之后的患者应注意清淡饮食，少吃辛辣、油炸、生冷食品。多囊卵巢综合征患者应控制碳水化合物的摄入，少油少盐，少吃含雄激素的食物，戒烟限酒。

（张贵梅）

日常生活调护

在现代社会当中，人们生活压力较大，加之不良的生活习惯和饮食习惯，导致不孕症成了一个越来越普遍的问题，所以我们必须重视改善自己的日常生活方式，例如通过调整饮食习惯、稳定情绪、适量运动、规律作息等方面来提高生育能力，实现健康生育的愿望。

不孕症是一个让很多夫妻焦虑和困扰的问题，西医学已经在该病的防治方面取得了很大的进展，中医调养方法同样也可以帮助患者，提高生育能力。

保持情绪稳定

中医认为，情绪稳定可以调节人体内分泌系统，促进气血流畅。《素问·上古天真论》中说："恬淡虚无，真气从之，精神内守，病安从来。"也就是说，心情平和，正气和谐平顺，能帮助我们很好地预防疾病的发生。因此，我们应该避免过度焦虑和压力，保持情绪稳定，可以采取以下4个具体方法调节情绪。

深呼吸

深呼吸是一种简单而有效的放松方法。当您感到紧张或焦虑时，可以尝试深呼吸数次。具体方法是坐直，慢慢吸气，使胸部和腹部膨胀，然后慢慢呼气，使胸部和腹部缩小。重复数次，可以缓解身体的紧张感。

冥想

冥想是一种通过冥想来达到放松身心的方法。您可以选择一个安静的地方，坐下来，闭上眼睛，集中注意力，让自己的思维放空。通过冥想，可以缓解身体的紧张感，让身心更加平静。

愉悦的活动

做一些自己喜欢的事情，如听音乐、看电影、读书等，可以帮助您放松身心，缓解压力。这些活动可以带给您愉悦的感觉，让您的情绪得到调节。

社交活动

与亲朋好友聚会、交流心情，可以让您的情绪得到宣泄和缓解。在社交活动中，您可以分享自己的感受，以得到他人的理解和支持，减轻内心的负担。

戒烟

烟草中的尼古丁和其他有害化学物质不但会对呼吸、心血管系统造成损伤，还会对生殖系统造成一定的伤害。过早吸烟会影响卵巢的发育，导致卵巢功能降低，甚至导致卵巢早衰。吸烟不但让女性排卵不规律，还会影响男性的精子质量和数量，从而降低受孕的可能性。此外，吸烟还会影响女性的生殖激素水平，使其更难怀孕。

需要强调的一点是，无论是主动吸烟还是被迫吸二手烟，都会对身体造成危害，尤其备孕妇女和孕妇更要预防二手烟带来的危害。

戒烟方法

• 寻求专业的戒烟辅导和支持。现在临床效果较好的常用治疗方法有药物干预和中医药戒烟法治疗。

①药物干预：烟草中的尼古丁成瘾性是吸烟者戒烟失败的最主要原因。戒烟药物能有效帮助吸烟者戒烟，其包括一线戒烟药物（如尼古丁替代药物、盐酸安非他酮及伐尼克兰）和二线戒烟药物（如可乐定和去甲替林等），可以帮助人们提高戒烟成功率。

②中医药戒烟法：中医治疗可在戒烟的过程中发挥较好的作用，近年中来医药戒烟法采用多种方法联合治疗，例如汤药、针刺、推拿、放血疗法、心理疏导等方法，多种方法联合治疗相对于单一治疗有着更高的疗效。

• 保持健康的生活方式，如坚持适度的运动、健康的饮食等，以减少戒烟时的焦虑和压力。

• 减少去吸烟相关场合并且丢弃和吸烟相关的物品，以免击破戒烟的决心。

戒酒

酒精会抑制男性和女性的生殖激素水平，从而降低受孕的可能性。而且在孕期酒精可以通过胎盘被胎儿吸收，进而影响胎儿的正常生长发育，影响胎儿中枢神经系统使智力发育受损，甚至引起胎儿畸形。同样，男方在备孕期间如果过量饮酒，也会使得精子质量降低，从而降低受孕可能性。

不仅孕期需要避免饮酒，备孕期间也需要夫妇双方避免饮酒，以免对胎儿的生长与发育产生不良影响。

适当运动

中医认为，适度运动可以促进气血流通，增强身体免疫力，从而达到祛病延年的目的，也可以帮助我们有更加强健的体魄来备孕。

《素问·上古天真论》中说："饮食有节，起居有常，不妄作劳，故能形与神俱，而尽终其天年，度百岁乃去。"告诉我们运动也需要适度，运动不足或者运动过度都有可能会加重病情。

运动的好处

运动不仅可以帮助我们拥有更加强健的体魄，还可以帮助我们预防和治疗各种慢性病，且可以提高生活的幸福度，促进身心健康发展。

但需要注意的是，不同的人体质和身体状况不同，应该选择适合自己的运动方式，并且避免过度运动和受伤。

适宜的运动方式

• 瑜伽

瑜伽可以缓解压力和焦虑、改善睡眠质量、提高肌肉组织的柔韧度和灵活度。同时，瑜伽还能刺激控制激素分泌的腺体，调节人体激素水平，能帮助备孕女性很好地掌握呼吸控制方法，有利于日后顺利分娩。

• 游泳

游泳可以锻炼全身肌肉，加强心肺功能，且可以帮助备孕期女性保持良好的心态。需要特别注意的是，游泳时游泳池内水温不宜过低或过高，也不宜长时间下水，以免对身体造成损伤。

• 散步或慢跑

散步或慢跑可以帮助降低体脂，适当的体重有助于受孕。注意要尽可能挑选地面平坦、空间的开阔和空气新鲜的地方。

• 普拉提

普拉提可以锻炼肌肉，特别是对腰腹部肌肉的锻炼效果尤为明显，还可以锻炼身体的柔韧性，非常适合作为备孕时期的运动。对女性日后怀孕与生产都有重要的帮助。

运动注意事项

需要特别注意的是，因为人的体质和身体状况各不相同，所以我们应该选择适合自己的运动方式，并且避免过度运动和受伤。孕妇或是平素体质较差者，切忌勉力运动，以免发生意外。

规律作息

《素问·上古天真论》中说："以酒为浆，以妄为常，醉以入房，以欲竭其精，以耗散其真，不知持满，不时御神，务快其心，逆于生乐，起居无节，故半百而衰也。"告诫我们不能放纵无节制地生活。这种无节制的生活虽可能让我们获得短暂的快乐，但往往是以身体健康为代价的。

经常熬夜、黑白颠倒、过度劳累、放纵无度等不良的作息习惯，会暗耗人体气血，影响脏腑功能，使得机体没有充足的正气抵御邪气和精微物质以滋养全身，导致人体体虚易病。对于备孕者来说，精气充足后，体内的环境对受精卵而言才相当于"一张温暖的大床"，能让受精卵得以着床。同理，精气虚弱者，受精卵则很难着床。哪怕对于已经着床成功的孕妇，作息规律同样重要，若是母体精气虚弱，后期也会出现胎儿停止生长、滑胎甚至死胎的风险。

现在很多人虽然开始注重防治不孕症，但是大多都只依赖于药物，却忽略了平时规律作息的重要性，显得本末倒置，在此提出几点作息意见。

保持良好的睡眠习惯

晚上11点之前入睡、早上7点之前起床是最为理想的作息时间。睡前不要过度兴奋，避免看手机、电视，可以适当进行放松训练，如冥想、瑜伽等。

合理安排饮食

饮食应以清淡、营养均衡为原则，每天要保证摄入足够的蛋白质、维生素和矿物质。同时，要避免暴饮暴食，尽量避免吃过多油腻、辛辣、刺激性强的食物。

适度运动

适度的运动可以促进身体的新陈代谢，增强身体的免疫力和抵抗力。但是运动量也不能过大，过度运动会导致身体疲劳，影响生殖系统的正常功能。

避免久坐

长时间坐着会导致盆腔局部血液循环不畅，影响生殖系统的正常功能。因此，需要适当活动身体，避免久坐。

心理调节

情绪波动大、压力过大会对身体产生不良影响，影响生殖系统的正常功能。因此，需要适当进行心理调节，保持心情平稳，避免过度焦虑和紧张。

家人支持

家人的理解和支持可以缓解不孕症患者的心理压力，促进身心健康，从而对治疗不孕症起到积极的作用。另外，家人的支持可以帮助患者更好地遵守医生的治疗方案，从而提高治疗的效果。例如，家人可以帮助患者记录治疗的进展情况，提醒患者按时服药和前往医院就诊等。

定期体检

定期体检可以帮助人们及时发现和治疗身体问题，预防疾病的发生。《素问·四气调神大论》中说："是故圣人不治已病治未病，不治已乱治未乱，此之谓也。"也就是说，医生应该在疾病发生之前对人们进行预防和治疗。因此，我们应该定期进行体检，及时发现和治疗身体问题。

拥有健康的两性关系

健康的两性关系对不孕症的防治具有重要的意义。首先，健康的两性关系可以促进身体健康，增强身体免疫力，从而提高受孕的机会。其次，健康的两性关系可以缓解不孕症患者的心理压力，减轻其焦虑和抑郁情绪，提高治疗效果。因此，我们不能忽视健康的两性关系在我们日常生活中的重要性。以下是一些构建健康两性关系的注意事项。

选择合适的时间

选择合适的时间进行性生活非常重要。女性排卵期前两天是最容易受孕的时间，在备孕期间应该选择该时间段同房以提高受孕概率。

避免月经期间同房

在月经期时女性免疫力较低，且血液又可以作为细菌的培养基，若在月经期同房，可能会导致血液倒流从而出现妇科炎症导致不孕症。而且在月经期间，子宫内膜上有较大创口，若精子与之接触，可能会使其对精子产生免疫反应，产生抗精子抗体，导致不孕症。

保持情感状态的稳定

情感状态的稳定对健康的两性关系非常重要。特别是对于不孕症患者来说，更应该保持情感状态的稳定，避免因为不孕而产生过多的失落、焦虑等负面情绪，影响两性关系的和谐。

（杨博辉）

不孕症常用保健穴位

不孕症的常用保健穴位有关元、肾俞、太溪、三阴交、阴陵泉、丰隆、中极、次髎、秩边、足三里、子宫等。

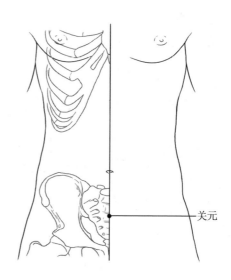

•关元

［归经］任脉。

［定位］脐中下3寸，前正中线上。

［操作］局部按揉3分钟，可灸。

［主治］癃闭，尿频，遗精，不孕，痛经。

关元

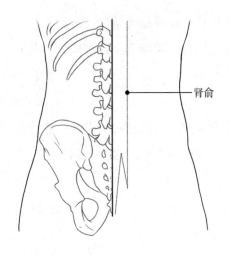

肾俞

• 肾俞

［归经］膀胱经。

［定位］第2腰椎棘突下，后正中线旁开1.5寸。

［操作］局部按揉3分钟，可灸。

［主治］遗尿，遗精，耳鸣，不孕，带下。

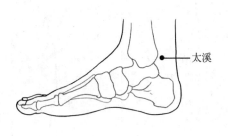

太溪

• 太溪

［归经］肾经。

［定位］内踝尖与跟腱之间凹陷中。

［操作］局部按揉3分钟，可灸。

［主治］咳嗽，气喘，遗精，月经不调，不孕，消渴，腰背痛。

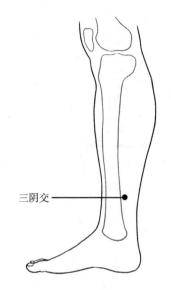

· 三阴交

［归经］脾经。

［定位］内踝尖上3寸，胫骨内侧缘后际。

［操作］局部按揉3分钟，可灸。

［主治］月经不调，崩漏，带下，不孕，阳痿，遗精，腹胀肠鸣。

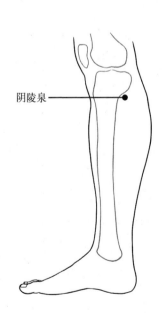

· 阴陵泉

［归经］脾经。

［定位］胫骨内侧髁下缘与内侧缘之间凹陷中。

［操作］局部按揉3分钟，可灸。

［主治］腹痛腹泻，痛经，不孕，水肿。

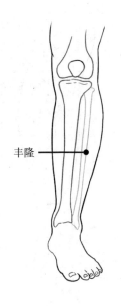

• 丰隆

［归经］胃经。

［定位］外踝尖上 8 寸，胫骨前肌外缘。

［操作］局部按揉3分钟，可灸。

［主治］腹痛，咳嗽，咽喉肿痛，头痛，眩晕，下肢不遂。

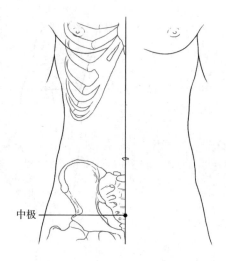

• 中极

［归经］任脉。

［定位］脐中下4寸，前正中线上。

［操作］局部按揉3分钟，可灸。

［主治］月经不调，不孕，遗尿。

• 次髎

[归经]膀胱经。

[定位]正对第2骶后孔中（髂后上棘与第2骶椎棘突连线中点凹陷处）。

[操作]局部按揉3分钟，可灸。

[主治]月经不调，带下，痛经，不孕，腰痛，下肢痿痹。

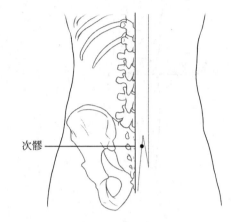

• 秩边

[归经]膀胱经。

[定位]横平第4骶后孔，后正中线旁开3寸（骶管裂孔旁开3寸）。

[操作]局部按揉3分钟，可灸。

[主治]阴痛，不孕，小便不利，腰骶痛，下肢痿痹。

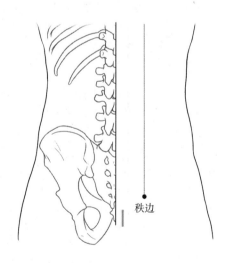

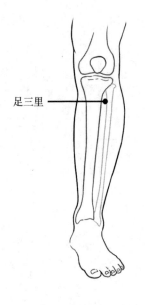

• 足三里

［归经］胃经。

［定位］犊鼻下3寸，犊鼻与解溪连线上。

［操作］局部按揉3分钟，可灸。

［主治］胃痛，腹胀，泄泻，热病，乳痈，膝足肿痛等。

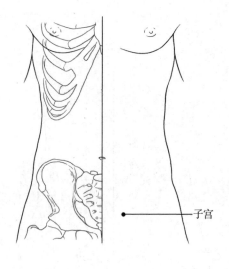

• 子宫

［归经］经外奇穴。

［定位］在下腹部，脐中下4寸，前下中线旁开3寸。

［操作］局部按揉3分钟，可灸。

［主治］不孕，月经不调，痛经。

（李丹杨）

参考文献

[1] 半有吉.妇产科学［M］.北京：人民卫生出版社，2012：351.

[2] 李继俊译.临床妇科内分泌学与不孕［M］.济南：山东科学技术出版社，2003.

[3] 曹泽毅.中华妇产科学［M］.北京：人民卫生出版社，2014：2782-2790.

[4] 罗丽兰.不孕与不育［M］.北京：人民卫生出版社，1999：2002.

[5] 中华医学会妇产科学分会子宫内膜异位症协作组.子宫内膜异位症的诊治指南［J］.中华妇产科杂志，2015，50（3）：161-169.

[6] 李亚，白文佩，陈俊雅，等.输卵管性不孕全流程管理中国专家共识（2023年版）［J］.中国实用妇科与产科杂志，2023，39（3）：318-324.

[7] 王世宣.卵巢衰老［M］.北京：人民卫生出版社，2021.

[8] 田秦杰，葛秦生.实用女性生殖内分泌学［M］.2版.北京：人民卫生出版社，2018.

[9] 李淑玲，王哲主编.中西医结合不孕不育诊疗学［M］.济南：山东科学技术出版社，2019.

[10] 王肖，尤昭玲.基于"生长化收藏"分析尤昭玲在辅助生殖领域的中医临证思路［J］.中国中医药信息杂志，2023，30（4）：151-153.

[11] 周航，郭珮，曾鹏飞，等.基于"氤氲状动静藏泻"生殖理论探究曾倩教授对体外受精-胚胎移植长方案中医介入思路［J］.四川中医，2022，40（3）：4-7.